Enciclopedia
de los puntos que curan

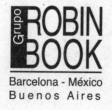

Grupo ROBIN BOOK

Barcelona - México
Buenos Aires

Dr. Roger Dalet

Enciclopedia
de los puntos que curan

Traducción de Ana Carrión Nos

alternativas

ROBIN
BOOK

Si usted desea que le mantengamos informado de
nuestras publicaciones, sólo tiene que remitirnos
su nombre y dirección, indicando qué temas le interesan,
y gustosamente complaceremos su petición.

Ediciones Robinbook
información bibliográfica
Indústria, 11 (Pol. Ind. Buvisa)
08329 - Teià (Barcelona)
e-mail: info@robinbook.com

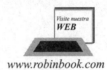

www.robinbook.com

Título original: *Encyclopédie des points qui guérissent*

© 2005, Éditions Jouvence, S.A.
   Chemin du Guillon, 20, Case 143
   CH-1233 Bernex (Switzerland)
   http://www.editions-jouvence.com
   info@editions-jouvence.com

© 2008, Ediciones Robinbook, s. l., Barcelo---

Diseño de cubierta: Regina Richling
Fotografía de cubierta: iStockphoto
Diseño interior: Paco Murcia
ISBN: 978-84-7927-948-6
Depósito legal: B-31.285-2008

Impreso por Limpergraf, Mogoda, 29-31 (Can Salvatella),
08210 Barberà del Vallès

Impreso en España - *Printed in Spain*

Introducción

Modo de empleo del libro

Este libro ha sido concebido para que el lector pueda utilizarlo de forma habitual y fácilmente.

- Se han seleccionado únicamente las enfermedades y los malestares más corrientes haciendo una breve descripción de sus síntomas y de su tratamiento habitual.
- En cada caso, se han descrito los puntos que la tradición china y la dilatada experiencia del autor han mostrado como los más activos.
- Dichos puntos se han dividido en **principales** y **accesorios**.

Generalmente, los primeros bastan por sí mismos. Los demás sirven para intensificar o modular la acción de los primeros.

¿Cómo estimularlos?
Se han seleccionado dos métodos:

El simple masaje manual
Situamos el pulgar en el emplazamiento —incluso aproximativo— del punto y practicamos un movimiento circular alrededor de éste presionando con fuerza. El resultado se obtiene cuando desaparece el síntoma (dolor o malestar). Para tratar enfermedades crónicas debe realizarse practicando este mismo masaje dos veces al día, de dos a tres minutos en cada ocasión. Pero existe un segundo método.

La estimulación eléctrica
Recientemente, este método de estimulación se ha vuelto totalmente fiable y eficaz gracias a la electrónica. De este modo,

está al alcance de todo el mundo. De este modo, ahora con estos métodos simples se consiguen tratar más enfermedades y más graves.

La evolución de la acupuntura

Tal y como se sabe hoy en día, la acupuntura es la medicina más antigua del mundo. Sus orígenes se pierden en la noche de los tiempos; así lo prueban los descubrimientos arqueológicos, fruto de las excavaciones realizadas intensamente en China, desde hace casi veinte años. En las tumbas datadas en el segundo milenio antes de Jesucristo, los investigadores han hallado, junto a los sarcófagos de príncipes y princesas, agujas de oro y de plata; las primeras, intactas; las segundas, oxidadas, obviamente.

Entonces ¿por qué no contamos con ningún documento escrito sobre los orígenes de la acupuntura?

La razón principal reside en las medidas draconianas adoptadas por un emperador que reinó alrededor del año 200 a. C., el emperador Hoang Ti. Éste hizo destruir todos los libros existentes en China, pues nada de lo que había tenido lugar antes de él debía perdurar.

En cambio, dicho emperador se propuso hacer redactar tratados de medicina e impuso literalmente el método al escribir: «Mi deseo es que ya no se den medicinas que envenenen… Tan sólo deseo que se utilicen las misteriosas agujas de metal».

Si éstas resultaban misteriosas para él, ¿cuán misteriosas no lo son para nosotros?

Tras la muerte de ese terrible autócrata, los supervivientes cotejaron sus recuerdos con los documentos que había dejado el emperador, y así fue cómo se constituyeron los principales «libros» de acupuntura: el *Nei King* y, sobre todo, el *So Ouen*. Dichos libros, si bien a veces coinciden, a menudo divergen, e incluso se contradicen. Y he aquí, para un occidental, el primer obstáculo de la medicina tradicional: ésta es **contradictoria**.

A continuación, durante los siglos siguientes, hubo un esfuerzo prodigioso de examen profundo del método, pero en un sentido que a nuestros ojos resulta particularmente desconcertante, y que muestra la profunda diferencia que separa el pensamiento occidental del pensamiento del Extremo Oriente.

De hecho, los chinos procuraron integrar su medicina no en un contexto anatómico o biológico, tal y como nosotros lo hicimos, sino en su filosofía. Y esto por medio de la magia de los números.

Los chinos siempre se han sentido (y todavía se sienten) fascinados por las cifras. No hay más que evocar las «cien flores», la «banda de los cuatro», las «cuatro modernizaciones», etc. Para el pensamiento chino, la armonía del mundo descansa sobre combinaciones de cifras. El 5, el 9 y el 12 revisten un valor particular. Y estas cifras tienen correspondencias en todos los ámbitos: astronomía, agricultura, trabajos cotidianos… y medicina.

A los cinco sabores, a los cinco olores, a los cinco elementos fundamentales les corresponden, en el cuerpo humano, cinco órganos primordiales.

De este modo, todo se encuentra en una perfecta armonía, que llena al pensamiento chino de satisfacción.

He aquí el segundo obstáculo para un occidental: la medicina china es una medicina **filosófica**.

Pero esta verdadera ósmosis de la medicina y de la filosofía, por satisfactoria que sea para el pensamiento chino, tiene un precio. De hecho, su aplicación pone en juego unas reglas de pensamiento y de razonamiento sumamente diferentes al razonamiento analítico y lógico al que estamos acostumbrados.

Las reglas de utilización de la medicina china recurren a nociones que nos parecen puramente especulativas: puntos y meridianos, vasos maravillosos, energías ancestrales o perversas; he aquí vocablos que nos recuerdan a los «espíritus animales» y a las

7

«virtudes maléficas» de nuestros médicos de la Edad Media. Ése es un tercer escollo para un pensamiento occidental: la medicina china es una medicina **esotérica**.

Esa medicina, con sus singularidades, atravesó, inalterable, 1500 años de historia, y persistió, inmutable, hasta alrededor de 1960. Así es cómo llegó a Occidente a través de varias vías sucesivas.

¿Cómo se explica que pese a sus tres rasgos (contradicción, filosofía y esoterismo) la medicina china no le resultó antipática a un pensamiento médico occidental, apasionado precisamente del racionamiento deductivo y de los conocimientos científicos?

¿Cómo es posible entonces que una medicina semejante haya podido implantarse en nuestros países?

La respuesta es simple: ¡gracias a su eficacia! Utilizadas según las reglas chinas, las agujas de acupuntura se enfrentan a las enfermedades y mejoran o curan estados patológicos con una facilidad a menudo desconcertante, mientras que, a veces, la medicina química debe confesar su ineficacia. Y esto se hace casi sin dolor, sin toxicidad, sin medicamentos. Es, pues, la práctica la que aporta la adhesión de un gran número de médicos occidentales. Pero también hemos de decir que no han faltado las críticas y los sarcasmos: veinte años atrás, había que tener agallas para confesarse acupuntor. Luego, de repente, todo cambió. Y el cambio vino, como es debido, de su origen: China.

La razón de esta modificación es triple: en primer lugar, el cambio de disposición de las autoridades con respecto a su propia medicina; se pusieron todos los medios para rehabilitarla. A continuación, la necesidad de difundir esta medicina al mayor número de médicos posible, los «médicos descalzos», encargados de distribuir medicamentos hasta el pueblo más recóndito, a una población de mil millones de seres humanos. Y, por último, el interés de hacer progresar esta medicina en ámbitos que los antiguos no podían siquiera prever. Para realizar operaciones quirúrgicas o el tratamiento de la sordera, por ejemplo, se requería un programa de investigaciones prácticas y científicas. Estas razones diversas explican la evolución fulminante que la medicina china ha realizado desde hace veinte años. Dicha evolución se ha llevado a cabo en cuatro vías cuya importancia es considerable, y que se explican en esta obra. Estas cuatro vías son las siguientes:

- descubrimiento de los mecanismos científicos de la acción de la acupuntura;
- descubrimiento de nuevos puntos de acupuntura;
- «especialización» cada vez más grande de los puntos;
- utilización de nuevos modos de acción de los puntos.

1. Descubrimiento de los mecanismos científicos de la acción de la acupuntura

Este descubrimiento ha sido uno de los progresos más espectaculares no sólo de la acupuntura, sino también de la medicina en general de estos diez últimos años.

Ya he expuesto detenidamente lo esencial de estos progresos en dos de mis obras precedentes: *Suprímase usted mismo sus dolores y molestias con una simple presión de dedo* y *Mejore su salud y su belleza con una simple presión de dedo*. Me contentaré, pues, con resumirlos aquí, insistiendo particularmente en las evoluciones más recientes.

Es en el campo del dolor donde los trabajos están más avanzados.

Se ha demostrado que la estimulación de los puntos supone reacciones a dos niveles:

- En la médula espinal, donde la sensación dolorosa queda bloqueada con una auténtica «portilla» que impide su paso hacia el cerebro. Primero se pensó que este bloqueo era de orden eléctrico y que se hacía a un nivel preciso de la médula. Nada más lejos de la realidad: son varios estratos medulares los que están implicados y las estructuras nerviosas segregan una sustancia química, la sustancia P, cuyo objetivo es intensificar la sensación dolorosa. La estimulación de los puntos bloquea la liberación de sustancia P reduciendo con ello la magnitud del mensaje doloroso.

① inhibe la secreción de sustancia P, bloquea la sensación
② fibra «analgésica» más gruesa
③ fibra que transmite la sensación dolorosa
④ la sustancia P está inhibida en varias «alturas» de la médula
⑤ sensación definitiva

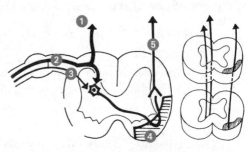

El fenómeno de la portilla

• Por otro lado, el sistema nervioso segrega un gran número de productos, llamados *mediadores químicos*, que transmiten las órdenes de una célula nerviosa a otra. Entre éstos, hay algunos, llamados endorfinas, que son auténticas morfinas naturales, sustancias analgésicas. Ahora bien, y esto ha sido demostrado de diversos modos, la acupuntura libera estas morfinas naturales. Se han localizado incluso los emplazamientos donde éstas se fabrican en mayor o menor cantidad.

La transmisión del influjo nervioso de una neurona a otra: llegada del neuromodulador particularmente de endorfinas, que «modulan» la acción del mediador

① neurona superior
② llegada del influjo
③ liberación del neuromediador
④ éste se recoge en un emplazamiento especializado
⑤ neurona inferior

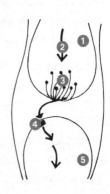

Aparte de la cuestión del dolor, se han realizado otros descubrimientos: gracias al microscopio, se conoce aproximadamente la estructura de los puntos de acupuntura. Se trata de pequeñas formaciones nerviosas en las que desembocan unos filetes nerviosos particulares (originarios, probablemente, del sistema nervioso del feto) y que permiten transmitir la estimulación diez veces más rápidamente que las demás formaciones nerviosas. Se comprende así por qué en las anestesias realizadas bajo acupuntura hay que empezar la estimulación incluso antes de la operación para «cerrar» la portilla ante el dolor.

Además de este mecanismo, ahora bien establecido, todavía queda mucho por descubrir. Resumo esquemáticamente las principales preguntas que se nos plantean:

- ¿Qué sucede a lo largo de los misteriosos meridianos que surcan nuestro cuerpo?
- ¿Cuáles son las vías de paso entre el punto de estimulación y los receptores del cerebro?
- ¿Por qué ciertos puntos tienen una acción directa (en el mismo lado del cuerpo) y otros una acción cruzada (en el otro lado)?
- Y, por último, ¿cómo actúa directamente la acupuntura sobre los órganos? No hay que olvidar que las endorfinas desempeñan un papel en la obesidad y la diabetes, y hemos visto que la acupuntura interviene en su secreción.

La acupuntura abre así un campo inmenso de exploración a todos los niveles de nuestro ser. En este sentido, se ha llegado a decir que será una de las vías regias del conocimiento médico del tercer milenio.

2. Descubrimiento de nuevos puntos de acupuntura

Según la tradición china, había tantos puntos de acupuntura como días del año. Esta cifra ha sido superada notablemente desde hace unos veinte años. Mediante un estudio sistemático de la piel, investigadores chinos y occidentales han descubierto un gran número de puntos nuevos. A veces, éstos tienen una acción completamente específica, y el lector encontrará algunos de ellos en los capítulos siguientes.

A menudo, los nuevos puntos se hallan en emplazamientos privilegiados: la planta de los pies, la palma de las manos, el cuero cabelludo, la nariz y, sobre todo, la oreja. La descripción de los puntos de la oreja representa hoy toda una rama de la acupuntura: la auriculoterapia.

3. Especialización cada vez mayor de los puntos
Ésta se halla entre los descubrimientos más importantes y más interesantes de la investigación china contemporánea.

El punto de partida ha sido la anestesia mediante acupuntura. Es, como hemos visto, una aplicación nueva del método. Los chinos han empezado a utilizar, por ejemplo, para operar un pulmón todos los puntos indicados por la tradición.

Para llevar a cabo las primeras operaciones se utilizaron varias decenas de agujas, que unos asistentes movían sin cesar durante el tiempo que duraba la intervención. No resulta difícil imaginar el entorpecimiento y las dificultades que eso ocasionaba en una sala de operaciones.

Poco a poco, gracias a una enorme experimentación (a día de hoy, en China se practican más de tres millones de operaciones bajo acupuntura), han reducido el número de los puntos por operación a dos, tres o como máximo cuatro. Se trata de puntos que ejercen una acción constante en un órgano o una zona del cuerpo determinada (de ningún modo, por supuesto, se abriría un vientre, por ejemplo, sin el efecto de anestesia asegurado).

Estos puntos, en una palabra, son necesarios y suficientes para obtener la acción deseada. Y son éstos precisamente los que han sido seleccionados en esta obra para el tratamiento de las enfermedades. Además, han sido divididos y jerarquizados en **puntos principales** y **puntos accesorios** (a menudo de acciones más particulares). Generalmente, los puntos principales bastan para obtener el efecto deseado; los demás intensifican o modulan su acción.

Esta sistematización representa un progreso considerable, puesto que ha permitido prácticamente poner el método en manos de todo el mundo. Es el que utilizan los «médicos descalzos» en sus tratamientos de los enfermos y no hay razón alguna para que, en nuestros países, los mismos resultados no se obtengan de la misma manera.

Los encontraréis a lo largo de los capítulos siguientes para el tratamiento de las diversas enfermedades que aquí se contemplan.

4. Utilización de nuevos modos de acción en los puntos

También aquí los progresos han sido considerables, hasta tal punto que se puede hablar de revolución.

Existen, heredados de la tradición, dos modos de estimulación: las agujas y la aplicación de calor en forma de conos de polvo incandescentes, los *moxas*.

Un moxa: cono de polvo incandescente (artemisa en general) sobre una película protectora de «piel» (de cebolla sobre todo).

Incluso en el ámbito tradicional, hay que señalar modificaciones en cuanto al modo de aplicación.

La costumbre era tratar a los enfermos, a medida que surgían, con breves sesiones espaciadas. De este modo se obtenían resultados interesantes, pero dichos resultados han pasado a ser incomparablemente mejores con tratamientos en serie: se practican a diario sesiones de varios minutos, durante semanas e incluso meses.

13

Todavía mejor, a menudo sucede que la aguja se fija indefinidamente en la piel. Éste es uno de los modos de la estimulación permanente. Veremos otros a continuación.

De hecho, los investigadores chinos han multiplicado los medios de acción de los puntos. Así es cómo proponen, según las enfermedades, la utilización de ventosas, de pequeños martillos provistos de numerosas puntas, las incisiones quirúrgicas, la colocación de grapas o de hilos que sirven al cirujano para realizar suturas.

En el mismo campo se han probado diversos métodos: aplicación de pastillas magnéticas en los puntos de acupuntura o inyecciones medicamentosas en el punto.

Y, sobre todo, la estimulación eléctrica que hoy en día toma una extensión considerable. La administración de corriente eléctrica se realiza de dos formas diferentes:

- A partir de un generador eléctrico, se pueden conectar pequeños electrodos sobre agujas previamente introducidas en la piel, es así como se practica en las operaciones quirúrgicas: tras la implantación de las agujas, se conecta la corriente y el enfermo se somete a ésta durante el transcurso de la intervención. Ésta se desarrolla sin dolor, el operado se mantiene cons-

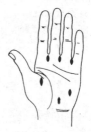

Algunas incisiones quirúrgicas realizadas en los puntos de la mano

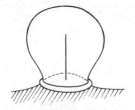

Colocación de una ventosa sobre una aguja de acupuntura

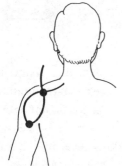

Colocación de ligaduras en varios puntos de acupuntura

14

ciente, habla, bebe e incluso come durante la operación. Se trata de un método difícil que sólo puede ser utilizado por el médico y el cirujano.

• Pero una corriente eléctrica también puede aplicarse directamente sobre la piel.

Desde hace algunos años, se han inventado un gran número de pequeños aparatos. En realidad eran poco fiables, en general, puesto que resultaban o bien insuficientemente sensibles o bien, por el contrario, demasiado reactivos, actuando a diestro y siniestro.

Pero recientemente, con la aparición de estimuladores electrónicos, se han llevado a cabo enormes progresos.

Gracias a estos aparatos electrónicos existe un método a la vez simple y manejable,

• que permite de este modo tratar un gran número de enfermedades, estimulando, sin medicamentos, la reacción misma del paciente;

• que puede ponerse en manos de todo el mundo, puesto que no entraña el más mínimo inconveniente ni peligro,

• y que, por último, puede asociarse a cualquier terapéutica que se quiera, sin contraindicación alguna.

Sin la menor duda, se trata de una de las vías futuras de la medicina, una vía que ocupará un lugar privilegiado en la lucha contra las enfermedades.

De hecho, cumple tres condiciones que, según nuestro parecer, le aseguran una ventaja notable:

• Evita, en su totalidad o en parte, la medicación y sobre todo la peligrosa automedicación química.

• Permite al enfermo «hacerse cargo de sí mismo», sin reducir en absoluto la parte que le corresponde al médico de contribuir mediante su asiduidad y sus propias observaciones a su propia curación.

- Representa el mismo tipo de medicina preventiva que los poderes públicos procuran promover, y con razón, en casi todo el mundo. Ésa es la esperanza que formulamos, y ése es el objetivo que proponemos a nuestros lectores en esta obra.

Órganos
de los sentidos

Enfermedades de la boca y de la lengua: gingivitis y aftas

Definición

Un gran número de enfermedades puede afectar a la boca y a la lengua. Naturalmente, no vamos a pasar revista a estas innumerables afecciones, sino que sólo vamos a considerar las más corrientes.

Entre éstas, elegiremos las enfermedades de las encías o gingivitis y las llagas que pueden atacar a las encías, la lengua y el interior de las mejillas.

Síntomas y formas

Las gingivitis, infecciones o inflamaciones de las encías, se traducen generalmente en una hinchazón dolorosa de las encías que se vuelven blandas, sangran con facilidad y a veces supuran pus.

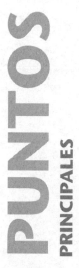

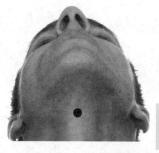

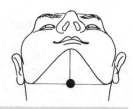

El primero está bajo el mentón, a medio camino de los ángulos de la mandíbula.

El segundo, en el dorso de la mano, en el ángulo formado por los huesos que conducen al pulgar y al índice.

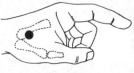

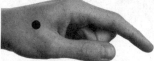

18

Las infecciones de la lengua se llaman *glositis*. Sus síntomas son una hinchazón de las fisuras dolorosa y que la lengua aparece lisa, lustrosa, como cepillada de sus relieves naturales, en particular de sus papilas.

En cuanto a *las aftas* que pueden afectar a todos estos órganos, se trata de pequeñas ulceraciones, únicas o múltiples, urentes y dolorosas, que a veces evolucionan por accesos sucesivos y molestan considerablemente en la alimentación.

Modo de empleo

En caso de aftosis, el masaje del primer punto señalado debe ser muy profundo y potente, tanto si se realiza con el dedo como con la aguja. Una sesión de acupuntura eléctrica puede incluso detener un acceso de aftosis.

Pero para evitar su reaparición o para tratar una gingivitis crónica, convendría repetir las sesiones durante varios minutos, mañana y noche.

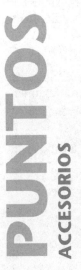

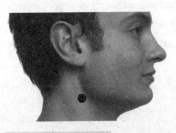

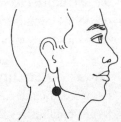

El primero, un dedo por detrás del ángulo de la mandíbula; el segundo, en la punta del segundo dedo del pie, en el ángulo de la uña que mira hacia el exterior del pie.

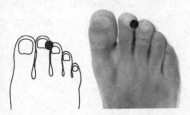

19

Causas

Por lo que a la gingivitis se refiere, las causas infecciosas son las más frecuentes. Por regla general, se trata de una afección contagiosa cuyo punto de partida está en los dientes o en la garganta.

Son en particular causas orgánicas, metabólicas, según se dice, relacionadas con carencias de vitaminas (especialmente B12 y PP) las que afectan a la lengua.

Pero los accesos por levaduras u hongos también son causas frecuentes. En particular, la *cándida*, la levadura que, en los niños lactantes, crea el *muguet*, afecta cada vez más a los adultos, sobre todo tras los tratamientos antibióticos.

En cuanto a las aftas, su causa es misteriosa y no tiene, en todo caso, nada que ver con la fiebre aftosa de los animales.

Sea como sea, hay que desconfiar de una ulceración que no se cura, especialmente en el individuo fumador, y es preciso consultar al dentista o al estomatólogo.

Tratamiento habitual

Éste es tan variado como los orígenes de las lesiones. Los productos más utilizados son los antibióticos y las vitaminas, dependiendo de las circunstancias. Requiere igualmente un estudio atento de las lesiones iniciales y en particular de los dientes.

Lugar que ocupa nuestra terapéutica

Es precisamente en el caso de las aftas donde nuestro tratamiento presenta los resultados más notorios, pudiendo suponer su curación total o por lo menos un alivio rápido.

Pero, en cualquier gingivitis, éste puede llevarse a cabo aisladamente o asociado con otras terapias.

Las enfermedades de los dientes

Definición

Las enfermedades de los dientes (toda una rama de la medicina: la estomatología) son demasiado numerosas y complejas para describirlas detalladamente aquí. Más aún cuando no se trata sólo de enfermedades del diente mismo, sino también de todas aquellas dolencias que afectan a la implantación de los dientes en las mandíbulas.

Como es sabido, los dientes están engastados en pequeñas cavidades abiertas en los huesos, a las que llamamos *alvéolos*. Existe todo un sistema complicado de «amarres» que unen el diente con su alvéolo y que resulta susceptible de aflojarse, de infectarse y de desmoronarse con la edad. Esta «artritis» o, en términos científicos, esta *parodontolisis* todavía no cuenta con un tratamiento satisfactorio.

Síntomas

El síntoma número uno es el dolor dental, que todos nosotros conocemos: dolor de tipo nervioso, agudo, punzante o lancinante.

Por el contrario, la parodontolisis está poco marcada por dolores, pero los dientes se mueven y acaban por caerse.

Terapéutica habitual

No vamos a entrar en detalles, puesto que este tema abarca todas las curas dentales, que son, naturalmente, altamente especializadas.

Lugar que ocupa nuestro tratamiento

El lugar que ocupa responde a los dos niveles que hemos señalado en particular: el **dolor dental** y la **artritis dental**.

Los puntos

Dos puntos principales y dos accesorios que varían según el diente que hay que tratar.

21

PUNTOS
PRINCIPALES

El primero está situado en el dorso del índice, en el ángulo de la uña que mira hacia el pulgar.

El segundo, en el extremo exterior del pliegue del codo.

PUNTOS
ACCESORIOS

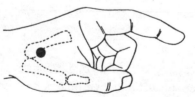

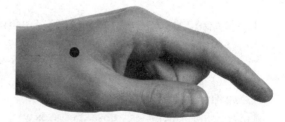

Para los dientes superiores: en cualquier caso, un punto sobre el dorso de la mano, en el ángulo de los huesos que conducen al pulgar y al índice.

PUNTOS

ACCESORIOS

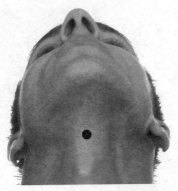

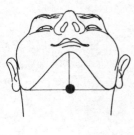

Para los dientes de la mandíbula inferior: un punto situado bajo el mentón, a medio camino entre los dos ángulos del hueso maxilar; un punto situado en la mandíbula, un dedo por encima y por delante de su ángulo, en el relieve del músculo que se hincha cuando apretamos los dientes.

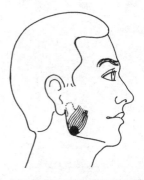

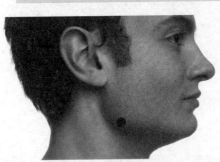

Modo de empleo

Estos puntos deben estimularse enérgicamente en caso de dolor. Requieren ser masajeados varios minutos, mañana y noche, para las afecciones dentales crónicas.

Pero también son los puntos que utilizan los dentistas y estomatólogos-acupuntores (cada vez son más numerosos) para realizar sus intervenciones dentales sin anestesia química, para mayor provecho de los enfermos.

23

PUNTOS

ACCESORIOS

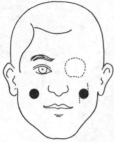
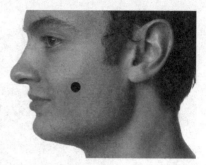

Para los dientes molares, premolares y caninos: un punto situado inmediatamente debajo del pómulo.

Para los dientes incisivos: un punto situado en medio del labio superior, bajo la nariz.

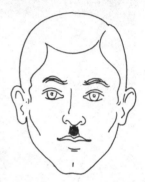

Anginas y amígdalas

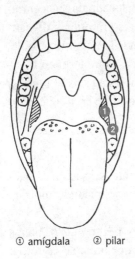

① amígdala   ② pilar

Definición

En el lenguaje corriente, la angina es la inflamación de la garganta. Pero «garganta» no es un término anatómico; ésta abarca toda una serie de territorios: el velo del paladar, la faringe y las amígdalas. Por lo tanto, la inflamación del total o de una parte de estas zonas es lo que constituye la angina.

De todas estas formaciones, las más importantes son las amígdalas. Respecto a estos órganos, reina un cierto número de confusiones que es preciso disipar. En primer lugar, las amígdalas que vemos al abrir la boca forman parte de todo un círculo que sube hacia la nariz, y que baja hasta detrás de la lengua.

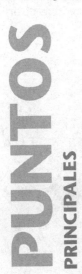

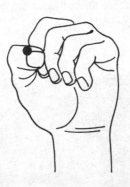

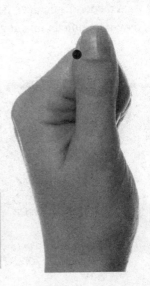

El primero está situado en el dorso del pulgar, en el ángulo de la uña que toca el índice.

25

Entonces, ¿dónde radica la importancia de dicho círculo? Sencillamente en que actúa como un anillo de defensa, similar a los ganglios. Se trata de una auténtica fortaleza levantada en la entrada del organismo, en el cruce de las vías respiratorias y digestivas. Lo que explica que ésta deba conservarse lo máximo posible.

Las amígdalas grandes no siempre son —sobre todo en la infancia— anormales, muy al contrario. Gracias a éstas el niño va a fabricar un medio de defensa contra la infección. En ningún caso se deben tocar.

Síntomas y formas

El síntoma más evidente es el dolor de garganta, sensación de quemazón, de punzadas, agravado por la deglución, siendo molesta a veces incluso para la alimentación.

Está asociado con un malestar general y fiebre más o menos elevada. Al abrir la boca, el fondo de la garganta aparece rojo e hinchado. Con frecuencia aparecen bolitas blancas en las amígdalas y, a veces, incluso auténticas membranas, que acompañan siempre a una angina aguda.

A menudo, aparecen pequeñas ampollas, como picaduras de ortiga, que indican una angina viral.

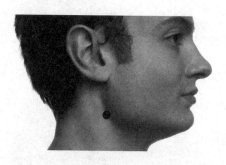
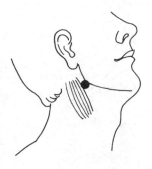

El segundo, un dedo por detrás del ángulo de la mandíbula.

26

Modo de empleo

Masajear con el dedo o con electricidad los dos puntos principales hasta que una sensación de adormecimiento sustituya el dolor de la garganta. Repetir estos masajes de dos a tres veces al día, con media hora de intervalo.

La angina aguda benigna debe desaparecer durante el día. De lo contrario, consultar al médico.

Causas

Precisamente es por el aspecto de la garganta, por lo que las anginas se clasifican en rojas o blancas, dependiendo de cada caso. Casi todas se deben a los microbios de la boca.

Antaño, las anginas con falsas membranas eran el síntoma de la terrible difteria, que en la actualidad casi se ha erradicado. Hoy en día, la llamada angina de Vincent viene a ser casi la única responsable de esa variedad. Por último, tal y como vimos, la angina con ampollas que invade los bronquios y el esófago es viral. Pero, ante todo, la angina puede ser el punto de partida, a su vez,

PUNTOS

ACCESORIOS

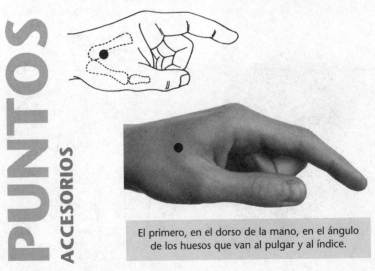

El primero, en el dorso de la mano, en el ángulo de los huesos que van al pulgar y al índice.

27

de un gran número de enfermedades: meningitis, reumatismos, enfermedades cardíacas, etc. En este caso convendría desconfiar siempre del germen responsable: el estreptococo.

Tratamiento habitual

El tratamiento habitual de la angina ha supuesto el triunfo de los antibióticos, reduciendo el número y la gravedad de las complicaciones. Incluso demasiado, puesto que es en las anginas donde los abusos de prescripción son más evidentes.

En cambio, no existe ningún tratamiento para las anginas virales.

Lugar que ocupa nuestra terapéutica

Es precisamente para suprimir el «dolor de garganta» que ésta resulta irremplazable. En poco tiempo, vemos cómo desaparece la quemazón, el dolor y la molestia en la deglución.

Si se trata de una simple angina viral, nuestra terapéutica puede bastar para hacerla desaparecer.

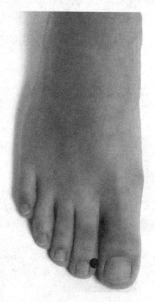

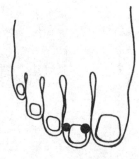

El segundo, en el extremo del segundo dedo del pie, en el lado que mira al exterior, en el ángulo de la uña del dedo.

Catarro nasal y rinitis

Definición
No existe nada más banal que el catarro llamado *nasal*. En realidad, bajo los nombres más científicos de *coriza* o *rinitis aguda*, representa la inflamación de la mucosa de las fosas nasales.

Síntomas
¿Quién no conoce los síntomas del *catarro*? Empieza bruscamente con un escozor en la nariz y la garganta, estornudos reiterados, obstrucción nasal y a continuación secreción de un fluido, primero incoloro y luego cada vez más purulento, amarillo o verde. Además, el catarro afecta a los órganos vecinos. A menudo, produce lagrimeo, los oídos se taponan; a veces, el catarro cae sobre el pecho, es decir, provoca una bronquitis. Pero todo acostumbra a volver a la normalidad al cabo de ocho o diez días.

Formas y evolución
Ésta vendría a ser la forma más habitual, leve podríamos decir. Pero en un cierto número de casos, las cosas no son tan simples.

PUNTOS PRINCIPALES

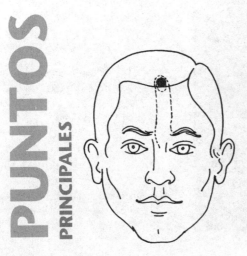

El primero está situado en la frente, en medio de ésta, detrás del nacimiento del cabello (colocando la raíz del índice en la base de la nariz, el extremo del dedo alcanza el punto situado en una pequeña cavidad de la frente).

29

En primer lugar, en los lactantes y los niños pequeños, en los que la falta de defensas naturales, la estrechez de las fosas nasales y la postura tumbada provocan un reflujo del pus hacia los bronquios, el tubo digestivo y sobre todo los oídos, el catarro es el causante de innumerables otitis en la infancia (conocí personalmente a un niño pequeño que había padecido 32 paracentesis, es decir, la apertura del tímpano, ¡en un solo invierno!).

A continuación, en el niño en edad escolar, la reiteración de catarros representa un auténtico *handicap*. Estas continuas recaídas de las «rino» alteran el estado general, entorpecen el desarrollo e impiden una escolaridad armoniosa.

Finalmente, en el adulto, la *rinitis se vuelve crónica*. De catarro en catarro, el enfermo se convierte en un sorbedor de mocos crónico, con la nariz siempre tapada y mocos que sonar. Se convierte entonces en una enfermedad de por vida, que altera el sentido del olfato, ocasiona dolor de cabeza y amenaza al aparato respiratorio y en particular a los senos paranasales.

¿Acaso sabemos que son los catarros agudos o crónicos los que les salen más caros a la Seguridad Social y, por lo tanto, a la sociedad, en lo que a medicamentos, bajas laborales, etc., se refiere?

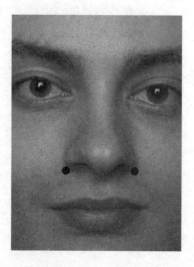
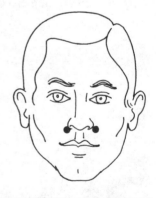

El segundo está situado a uno y otro lado de la nariz, en la unión de la ventana nasal y el labio superior.

Modo de empleo

Nada más iniciado el catarro, una estimulación intensa (de cinco a seis minutos) de los tres primeros puntos debe bastar para detenerlo.

Una vez instalado el catarro, y con mayor motivo en las rinitis crónicas, convendría repetir las estimulaciones de dos a tres minutos, mañana y noche, para obtener un resultado y aliviar la molestia nasal.

Causas

Las causas de los catarros son la infección y la infección viral (¡y sabe Dios que existen un gran número de especies virales!).

Pero muy rápidamente llegan los microbios en su ayuda y causan una superinfección en la nariz. De ahí el moco purulento.

Son un gran número de causas las que favorecen dichas infecciones y dichos contagios: el clima húmedo, contaminado, el tabaco, el hacinamiento (epidemias en las guarderías infantiles, en las escuelas, en las oficinas, etc.) son las causas más frecuentes.

PUNTOS ACCESORIOS

El primero está situado en la nuca, en la espina dorsal, bajo el saliente de la primera vértebra, perceptible al descender a lo largo de ésta.

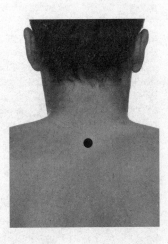

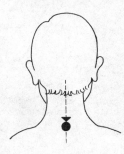

Pero también debemos añadir la alergia, es decir, la sensibilidad hereditaria o adquirida al polvo, a los microbios, a los productos químicos y, entre éstos, sobre todo a los medicamentos, en particular a las gotas nasales cuyo uso resulta abusivo.

Por último, se ha creado un círculo vicioso: infección-alergia-infección. El enfermo está resfriado continuamente, y sus mucosas, inflamadas permanentemente, se ensanchan, obstruyendo de este modo la vías respiratorias.

Tratamiento habitual

El catarro nasal es la vergüenza y el fracaso de la medicina contemporánea. ¡El hombre sabe cómo llegar a la Luna y sin embargo no sabe cómo curar un catarro! Ni siquiera cómo tratarlo. Cuando utilizamos las recetas de la abuela (protección contra el frío o lavado de la nariz con agua salada) no provocamos daño alguno.

Pero no ocurre lo mismo con las gotas nasales vasoconstrictoras; y menos aún con los antibióticos. ¡Quién no conoce a uno de

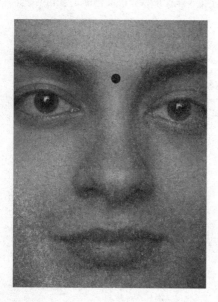

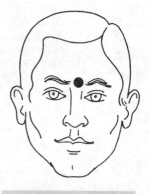

El segundo está en lo alto de la nariz, exactamente bajo el montículo óseo situado a este nivel (glabela).

esos desdichados niños que los consume desde el 11 de octubre hasta el 31 de mayo, en perjuicio de su tubo digestivo, de su crecimiento y de sus dientes!

Lugar que ocupa nuestra terapéutica

Por lo tanto, una terapia natural y eficaz que sin embargo no entrañe inconveniente alguno resulta bien recibida.

Utilizados nada más empezar, nuestros puntos detienen el catarro. Más tarde, atenúan los inconvenientes y pueden, en gran medida, evitar su evolución. Por lo tanto, nuestro método debe probarse en primer lugar, asociándolo o no a otros métodos naturales.

Las enfermedades de la retina

Definición

Antes de exponer las enfermedades de la retina, convendría precisar cómo es este órgano.

La retina se presenta bajo la forma de una membrana, de una «piel» si se prefiere, que tapiza el fondo del ojo. Puesto que éste es, por así decirlo, una bola, se concibe que su fondo sea una media esfera cuya concavidad está vuelta hacia delante. Es precisamente esta concavidad la que tapiza la retina.

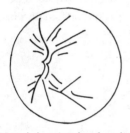

Vista de la retina derecha tal y como aparece al oftalmólogo con arteria y vena de la retina.

Pero esta membrana no es sino la expansión del nervio de la visión, el nervio óptico.

Es la retina quien recibe las imágenes del exterior y las transmite al cerebro y para ello dispone de dos categorías de células: los conos y los bastoncillos. Los

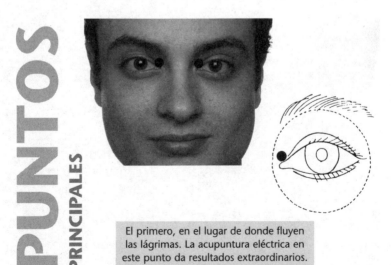

PUNTOS PRINCIPALES

El primero, en el lugar de donde fluyen las lágrimas. La acupuntura eléctrica en este punto da resultados extraordinarios.

primeros se encargan más bien de la recepción de los colores; los segundos, de la de las formas.

Si añadimos que todo este conjunto nervioso recibe sangre de una arteria que acompaña al nervio óptico, se puede comprender la complejidad del aparato de la visión. Señalemos que la simple observación de esta arteria proveniente del interior de la cabeza basta para darnos una idea del estado de las arterias del cerebro, pues gracias a ésta disponemos de un medio simple para apreciar la circulación cerebral.

Síntomas, formas y causas

La retina puede verse afectada tanto en su totalidad anatómica como en sus componentes nerviosos o vasculares.

En el primer caso, la enfermedad más frecuente es el desprendimiento de retina. En realidad, se trata de un desgarro del órgano, que, por suerte, suele ser parcial; el síntoma de alarma es la aparición repentina de puntos brillantes y chispas.

Hay que intervenir rápidamente, puesto que la visión está en riesgo en lo que a la parte del campo visual se refiere. La causa

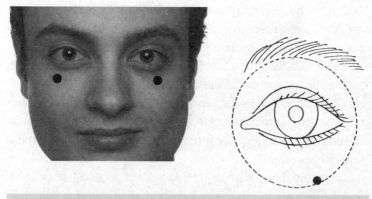

El segundo está situado en el borde inferior de la órbita, en la unión del tercio exterior y de los dos tercios interiores de este reborde. Este punto, de descubrimiento reciente, es de una importancia considerable y los chinos relatan los brillantes resultados que éste proporciona, incluso en ciegos totales.

más frecuente —pero no la única— del desprendimiento es la fuerte miopía.

En ocasiones, es la propia parte nerviosa la que se ve afectada. Se trata entonces de una retinitis; la visión aparece desenfocada, los objetos borrosos y deformados. El origen de las retinitis casi siempre es tóxico, y, entre los tóxicos más frecuentes, el alcohol, el tabaco —o la asociación de ambos— son de lejos la principal causa de éstas.

Y, por último, las arterias de la retina también son un lugar importante de enfermedades. La arteria central o una de sus ramificaciones se obstruye, ya sea temporalmente debido a un espasmo o bien definitivamente debido a un coágulo. En el primer caso, el sujeto divisa manchas negras, «moscas volantes»; en el segundo, desgraciadamente, la consecuencia es la ceguera total o parcial.

Tratamiento habitual

Éste, en presencia de enfermedades y de causas tan diferentes, no puede ser sino muy variado. En el desprendimiento de retina, la operación es indispensable en caso de gravedad. Pero la utilización del rayo láser ha aportado un progreso considerable a la oftalmología. Éste, de hecho, vuelve a pegar los pequeños desgarros y detiene de este modo cualquier evolución desfavorable. Por lo tanto, en el momento mismo en que aparece un pequeño trastorno de la visión, hay que acudir rápidamente a un oftalmólogo que puede intervenir instantáneamente y evitar así muchas catástrofes.

Las enfermedades vasculares representan una urgencia extrema y convendría poner en marcha, lo más deprisa posible, una terapéutica dilatadora de las arterias, que eliminará el espasmo o evacuará el coágulo.

En cambio, nos hallamos mucho más despojados ante una retinitis. Aparte de la expulsión del tóxico, se utilizan las vitaminas B1, B6, B12, etc., con la esperanza de devolverle un poco de vitalidad al nervio.

Lugar que ocupa nuestra terapéutica

El lugar que ocupa es muy limitado, pero importante, en dos casos extremos: por una parte, en la ceguera brusca en que, a la espera de reunirse con el médico, la estimulación enérgica de los puntos puede salvar la visión; por otra parte, en el lado opuesto, en las retinitis o en ausencia de un tratamiento válido, la estimulación regular de los puntos ejerce una acción nada despreciable.

Modo de empleo

Evidentemente, éste es muy diferente en los trastornos crónicos o en las afecciones agudas, como la ceguera brusca.

En China, en estos casos, los médicos no dudan en introducir largas agujas en la órbita del ojo. Por supuesto, no debe hacerse en la práctica corriente. Pero una estimulación enérgica con el dedo, o eléctrica, puede tener un resultado favorable. Ante semejante accidente, masajear sin cesar hasta que el oftalmólogo se haga cargo de vosotros.

PUNTOS ACCESORIOS

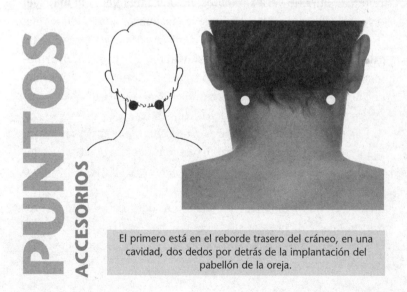

El primero está en el reborde trasero del cráneo, en una cavidad, dos dedos por detrás de la implantación del pabellón de la oreja.

37

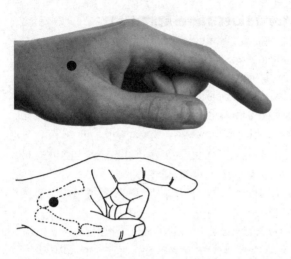

El segundo, en el dorso de la mano, en el ángulo que forma la prolongación del índice y del pulgar.

En cambio, en las afecciones crónicas como las retinitis, o como complemento de una cura de láser por ejemplo, la estimulación reiterada durante varios minutos, de dos a tres veces al día, ayuda a menudo en la retrocesión de las lesiones.

38

Miopía, presbicia e hipermetropía

Definición

Estos tres trastornos de la visión —en este caso no se trata de enfermedades— están relacionados con una mala focalización de las imágenes en la retina.

¿Qué significa la palabra *focalización*, utilizada generalmente por los fotógrafos? La focalización, en el caso de los ojos, es la reproducción exacta pero reducida de las imágenes exteriores sobre la retina; por otra parte, esta representación está invertida: un hombre, por ejemplo, está representado con la cabeza hacia abajo, pero el cerebro restablece el buen sentido. Lo que cuenta sobre todo es la nitidez de los contornos; y esto se debe a que el ojo normal reproduce el objeto en el punto exacto en que debe ser, es decir, en la retina, expansión del nervio óptico.

Todos los escolares han realizado el experimento de concentrar los rayos del sol a través de un vidrio de reloj y obtener la imagen en una hoja de papel. Como es bien sabido hay una distancia precisa y variable según la curvatura del vidrio por la que la imagen del sol se reduce a un punto… que a veces hace que la hoja se queme. Lo mimo ocurre con el ojo normal, que está hecho de medios transparentes que equivalen a nuestro vidrio: la córnea, el humor acuoso, el humor vítreo y el cristalino.

ojo normal   ojo hipermétrope o présbite   ojo miope

 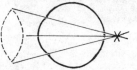 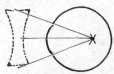

la imagen se reproduce correctamente en la retina   la imagen se reproduce detrás de la retina, se precisa una lente convexa   la imagen se reproduce delante de la retina, se precisa una lente bicóncava

Pero si estos medios —el «vidrio de reloj» mismo— están demasiado curvados o, a la inversa, demasiado planos, se entiende que la imagen perfecta se formará delante o detrás de la retina; se trata entonces de un miope o de un hipermétrope. En cualquier caso, la imagen percibida está desenfocada.

En cuanto a la presbicia, de alguna forma es una hipermetropía relacionada con la edad. Hacia los cincuenta años, en general, los medios transparentes del ojo, y sobre todo la córnea, se endurecen, aumenta la curvatura del ojo, y llegamos al caso anterior.

Síntomas

No hay duda alguna de que el síntoma más claro de todas estas deformaciones es el trastorno ocular. Éste afecta, según la anomalía en cuestión, a una parte del campo de visión. El miope ve bien de cerca, mal de lejos; el hipermétrope ve bien de lejos, mal de cerca. Al présbite le ocurre lo mismo que a este último y el primer síntoma de la necesidad de gafas es que cada vez se aparta más el periódico de los ojos para leer.

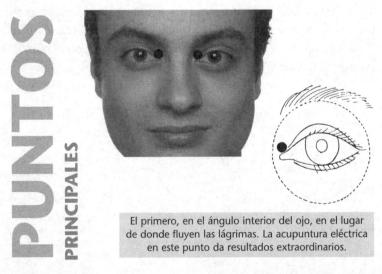

PUNTOS PRINCIPALES

El primero, en el ángulo interior del ojo, en el lugar de donde fluyen las lágrimas. La acupuntura eléctrica en este punto da resultados extraordinarios.

Causas

En la gran mayoría de los casos, los trastornos de la convergencia del ojo son hereditarios, a menudo establecidos al nacer. Pero la escolaridad, al obligar al niño a esfuerzos constantes de acomodo de la pizarra al cuaderno, desempeña un papel revelador. El niño a menudo ni siquiera sabe decir si ve mal; éste se quejará de dolor de cabeza o su rendimiento escolar bajará. Muchos de esos perezosos pueden ser niños que ven mal.

Evolución

Los trastornos de la convergencia no tienden a mejorar naturalmente. En cambio, pueden ser la causa, a su vez, de accidentes graves de la visión. Las miopías fuertes a menudo son el origen de los desprendimientos de retina, que ponen en peligro la vista.

Tratamiento habitual

Se conoce desde hace mucho tiempo: llevar cristales correctores, lentes cóncavas para el ojo miope, lentes convexas para el ojo hipermétrope o présbite, restablece artificialmente la focalización de la imagen. Las gafas que las incorporan forman parte de nuestro entorno cotidiano.

Desde hace algunos años, se acerca la lente al ojo: son las lentes de contacto, que al principio fueron difíciles de aplicar y mal toleradas, pero que cada vez se han vuelto más prácticas y de fácil aplicación.

No hay la menor duda de que el futuro está en el perfeccionamiento de estas lentillas, tanto en cuanto a la materia en que están fabricados (plástico, silicona) como en su molde que corrige la más mínima anomalía de la visión.

Pero he aquí que, desde hace algún tiempo, nos enfrentamos a la propia naturaleza del trastorno y que los audaces cirujanos retocan en cierto modo el ojo mismo para corregir sus defectos de curvatura. Estas operaciones todavía son ampliamente experimentales, pero

41

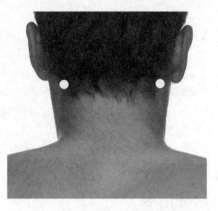

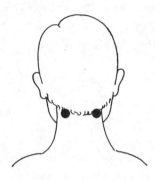

El segundo, detrás de la cabeza, en el reborde del cráneo, en una pequeña concavidad, dos dedos por detrás del pabellón de la oreja.

representan, sin la menor duda, una de las vías del futuro que liberarán quizá al individuo de la dependencia de las gafas que dan calor, se empañan, molestan, se pierden, etc., en una palabra, que no son prótesis.

Modo de empleo

Ciertamente, no se trata de una enfermedad aguda, sin embargo convendría estimular los puntos principales, en particular, varios minutos, mañana y noche, ya sea mediante masaje, aguja o electricidad. Un signo de eficacia es la sensación de adormecimiento en el ojo.

El efecto se obtiene y de este modo se pueden retrasar y reducir las deformaciones de la curvatura ocular.

Lugar que ocupa nuestro tratamiento

He aquí un gran número de trastornos para los que nuestros puntos de estimulación parecen no tener —a primera vista, ¡es el mo-

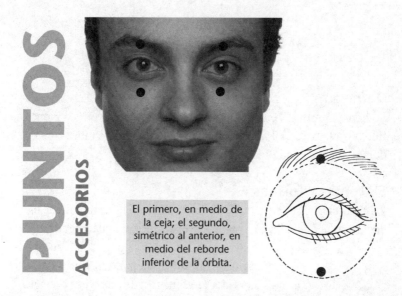

PUNTOS ACCESORIOS

El primero, en medio de la ceja; el segundo, simétrico al anterior, en medio del reborde inferior de la órbita.

mento de decirlo! — ningún papel que desempeñar. Y sin embargo, las operaciones que hemos citado anteriormente muestran que el trastorno es orgánico y susceptible de mejora.

Es en este nivel donde podemos actuar atenuando un trastorno de la visión, en el niño en particular, y retrasando la edad de la presbicia en la edad madura.

Zumbidos en los oídos

Definición

Se llama zumbidos en los oídos o *acúfenos* —en términos científicos— a la percepción de ruidos persistentes en los oídos que no tienen una realidad objetiva.

Síntomas y formas

Los acúfenos pueden ser de diferentes tipos: el enfermo puede escuchar ruidos metálicos, estallidos, el correr del agua, etc. Pero la

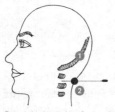

① reborde del cráneo
② punto de punción

mayoría de las veces se trata de un zumbido o un silbido semejante al ruido de un hervidor en el fuego o de una olla a presión.

El ruido puede ser continuo o no, y con frecuencia marcado con recrudecimientos principalmente nocturnos. Generalmente va acompañado de una pérdida de audición y a veces de mareos. De todos mo-

PUNTOS PRINCIPALES

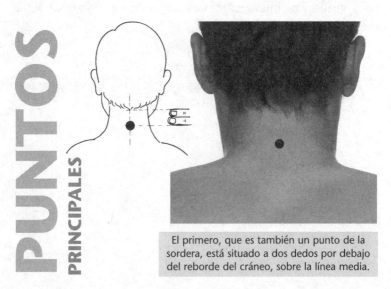

El primero, que es también un punto de la sordera, está situado a dos dedos por debajo del reborde del cráneo, sobre la línea media.

dos, es una molestia para el enfermo, a veces un auténtico *handicap* social.

El primero, que también es un punto de la sordera, está situado dos dedos por debajo del reborde del cráneo, en la línea mediana.

Los zumbidos pueden aparecer bruscamente, tras un episodio de vértigo, por ejemplo. A veces, al contrario, la instalación del ruido anormal es progresiva, sin que el enfermo pueda fijar una fecha exacta de inicio del trastorno.

Causas

No todas las causas de los zumbidos se conocen con exactitud y esta penosa molestia aún plantea a la medicina un interrogante.

Se trata, indiscutiblemente, de una irritación del nervio auditivo. Pero esta irritación puede darse en los nervios mismos o bien en los medios líquidos del oído: laberinto y canales semicirculares.

Se acusa, según los casos, al ataque de un virus, a veces también a una congestión del nervio o a un pequeño coágulo a la altura de las arterias que lo alimentan.

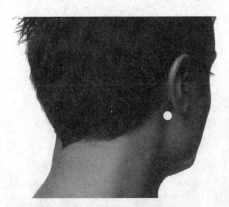
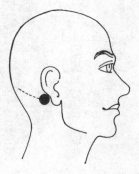

El segundo, en la punta del hueso mastoideo, detrás del pabellón de la oreja.

45

También, con frecuencia, los zumbidos aparecen tras traumatismos sonoros, agudos o reiterados (trabajadores en motores de reacción, apisonadoras, etc.).

Evolución

Este desconocimiento lamentable, ya que la mejora espontánea se produce en contadísimas ocasiones. Generalmente, los acúfenos continúan desesperadamente idénticos y duran el resto de la existencia. A menudo, éstos se agravan haciendo insoportable la vida del que los padece.

Modo de empleo

La estimulación del primer punto señalado se realiza sobre todo eléctricamente presionando enérgicamente el palpador sobre la piel. Puesto que se trata de una afección crónica, convendría repetir las estimulaciones durante varios minutos, de dos a tres veces al día. La estimulación eléctrica está muy indicada en este caso.

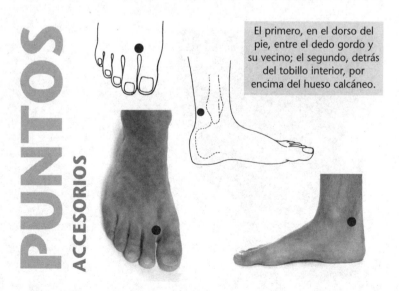

PUNTOS ACCESORIOS

El primero, en el dorso del pie, entre el dedo gordo y su vecino; el segundo, detrás del tobillo interior, por encima del hueso calcáneo.

Tratamiento habitual

Es realmente fácil resumirlo: no existe ninguno. No es por no haber probado productos de toda índole: dilatadores de los vasos sanguíneos, productos con acción nerviosa o supuestamente con dicha acción. Pero, en realidad, nada surte efecto.

Lugar de nuestra terapéutica

Es tanto más preciada cuanto que a menudo —pero no constantemente— obtiene muy buenos resultados, consiguiendo que a veces desaparezcan o se atenúen considerablemente los ruidos anómalos. Por lo tanto, merece ser probada sistemáticamente más aún cuando, como siempre, se trata de una terapéutica inofensiva y que no entraña peligro alguno.

47

Vértigo

Definición

¿Qué es el vértigo? Es una sensación rotatoria con la impresión de dar vueltas en medio de objetos inmóviles, o de ver objetos inmóviles dar vueltas alrededor de uno mismo.

Formas

Se trata del vértigo propiamente dicho, aquel que merece su nombre. Pero a menudo se habla erróneamente de vértigo cuando el enfermo no experimenta sino una impresión de inestabilidad más o menos pasajera, que sobreviene con el cambio de postura, cuando el enfermo se levanta bruscamente o gira la cabeza de repente. Puesto que nuestra terapéutica se aplica a las dos variedades, las trataremos conjuntamente.

Causas

Hay dos grandes orígenes de los vértigos auténticos o falsos: el oído y la columna vertebral.

El tipo de vértigo auricular es el vértigo de Ménière, fuerte vértigo que aparece de forma brusca acompañado de zumbidos en los oídos y de sordera. La cabeza da vueltas sea cual sea su postura e incluso cuando el enfermo permanece rigurosamente inmóvil. Estos fuertes vértigos van acompañados de náuseas, de vómitos y de un insoportable malestar. Vértigos idénticos sobrevienen después de traumatismos craneales.

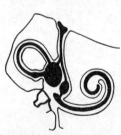

Los canales semicirculares: esta región se llama *caracol*, un nombre bien elegido.

En ambos casos, el origen reside en un desorden de la presión de los líquidos del oído.

El oído interno —lo veremos en el capítulo de las sorderas— contiene órganos a la vez necesarios para la audición y para el equilibrio: el laberinto con sus canales semicirculares.

Ahora bien, estos órganos contienen un líquido, la endolinfa, y están separados del hueso por el que están cercados por otro líquido, la perilinfa.

Son los canales semicirculares, situados en los tres sentidos del espacio,

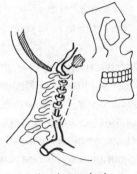

Arteria vertebral

los responsables del sentido del equilibrio. Si se produce un aumento o un descenso súbito de la presión de los líquidos interiores o exteriores, este sentido se ve completamente perturbado: de ahí el vértigo.

Por el contrario, el vértigo vertebral tiene un mecanismo más indirecto. En la columna cervical, en efecto, constituida por siete vértebras situadas unas por encima de las otras, pasa una arteria llamada *arteria vertebral*. Ahora bien, esta arteria alimenta al cerebelo, segundo centro del equilibro junto con el oído.

PUNTOS PRINCIPALES

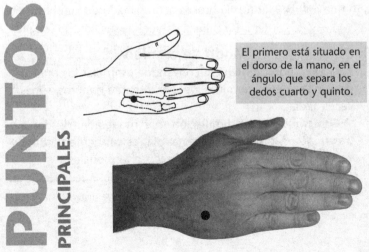

El primero está situado en el dorso de la mano, en el ángulo que separa los dedos cuarto y quinto.

49

Si esta arteria se obstruye en el pequeño canal que la contiene, al cerebelo le falta sangre una fracción de segundo y sobreviene la impresión de pérdida del equilibro; es el vértigo llamado «del champú» puesto que éste se produce fácilmente en la peluquería cuando el peluquero coloca bruscamente la cabeza de su cliente hacia delante tras haber lavado el cabello. Se produce con mucha más facilidad cuando la propia columna vertebral es anormal, con vértebras desplazadas o deformadas por la artrosis.

Por último, pueden sobrevenir vértigos o pseudovértigos cuando la tensión es demasiado baja o en caso de una anemia importante.

Tratamiento habitual

Existen pocos tratamientos para el vértigo auricular, y en particular para el vértigo de Ménière. Se prueban los dilatadores vasculares con resultados muy desiguales.

En el vértigo vertebral, una manipulación bien realizada por alguien muy avezado puede mejorar considerablemente la situación.

Lugar que ocupa nuestra terapéutica

También ésta da resultados muy desiguales. Pero debido a su inocuidad, merece siempre ser probada aisladamente o asociada a otras terapéuticas.

Modo de empleo

Para el vértigo de Ménière convendría estimular los puntos principales detenidamente, de diez a treinta minutos, varias veces al día.

En cambio, una estimulación más moderada, de dos a tres minutos, dos o tres veces al día, es suficiente para los vértigos o pseudovértigos vertebrales o tensionales.

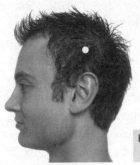

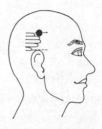

El segundo, en el cráneo, cinco dedos en vertical por encima del borde superior de la oreja.

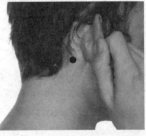

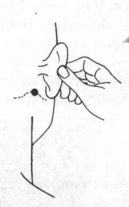

El primero, en el reborde trasero del cráneo, dos dedos por detrás de la oreja; el segundo, por delante de la oreja, justo por encima de la pequeña prominencia llamada *trago* y que cierra hacia delante el conducto auditivo.

PUNTOS

ACCESORIOS

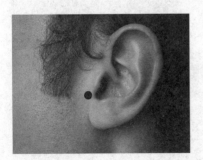

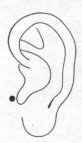

51

Estrabismo

Definición

El estrabismo es la pérdida del paralelismo de los ojos. Éstos, sea cual sea el lugar donde se mire, deben estar rigurosamente simétricos. Cuando esta simetría no se da, se dice que el enfermo bizquea —en términos científicos, que tiene un estrabismo—. Es decir, se concibe que el globo ocular pueda estar dirigido hacia el exterior (estrabismo externo) o hacia el interior (estrabismo interno).

Formas y causas

Para poder comprender realmente las causas del estrabismo, hay que tener presente el funcionamiento del globo ocular. Éste flota literalmente en un medio fluido compuesto de grasa, situado en esa cavidad de la cara que constituye la órbita.

Sin embargo, el globo está fijado allí por un conjunto de músculos que desempeñan el papel de polea y que, al mismo tiempo que lo sostienen, lo hacen moverse en los diferentes sentidos del

PUNTOS COMUNES

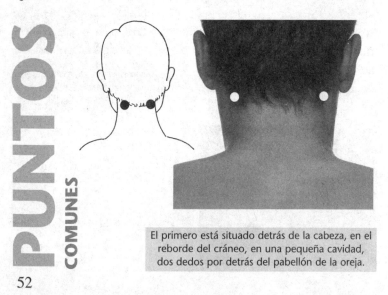

El primero está situado detrás de la cabeza, en el reborde del cráneo, en una pequeña cavidad, dos dedos por detrás del pabellón de la oreja.

espacio. Son nada menos que seis lo músculos que sirven para mover el ojo; cuatro de ellos lo hacen girar con decisión en una de las direcciones del espacio: arriba, abajo, delante y detrás. También se les llama *músculos rectos*. Los dos últimos músculos hacen girar el globo sobre sí mismo. Normalmente, los movimientos de ambos ojos son rigurosamente sincrónicos, puesto que el «ordenador» se halla en el cerebro.

Pero si, por cualquier razón, un músculo es deficiente, se puede comprender fácilmente que los dos ojos van a divergir. El enfermo empieza a bizquear. Hay dos grandes tipos de causas susceptibles de provocar un estrabismo.

En el adulto, el estrabismo suele aparecer a consecuencia de un problema cerebral. De hecho, cada músculo posee su nervio particular que puede verse afectado en cualquier lugar de su recorrido, pero especialmente en su origen y, a menudo, tras una enfermedad viral o una pequeña hemorragia, el enfermo de repente empieza a ver doble, lo que con un término científico se llama *diplopía*.

En el niño, en cambio, el estrabismo aparece muy pronto, desde los primeros meses, y está relacionado con una malformación de un músculo demasiado largo o demasiado corto, o con un mal «montaje» cerebral en que el paralelismo no se establece. Sea cual sea la causa, hay que intervenir con prontitud, puesto que, contrariamente al adulto siempre muy molesto por la diplopía, el niño se acostumbra a su desgracia. Deja un ojo como si estuviera soñando, acostumbrándose a no mirar más que con el otro. Ahora bien, la visión binocular es absolutamente necesaria para la apreciación exacta de las distancias.

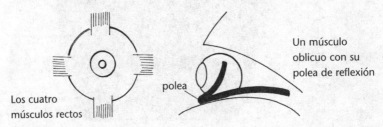

Los cuatro músculos rectos

polea

Un músculo oblicuo con su polea de reflexión

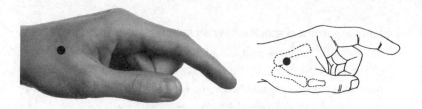

El segundo, en el dorso de la mano, en el ángulo que realiza
la prolongación del índice y del pulgar.

Tratamiento habitual

Hace todavía algunos años, la terapéutica de los estrabismos era
casi únicamente quirúrgica. El cirujano modificaba el músculo demasiado largo o demasiado corto.

Pero el desarrollo considerable de las terapéuticas médicas y
de la kinesiterapia ha reducido considerablemente su campo de
intervención.

La diplopía del adulto casi siempre se cura sola, ayudada o no
por medicamentos para la circulación sanguínea. En cambio, es
toda una rama de la kinesiterapia, la ortoptía, la que se ocupa del
estrabismo infantil. Mediante ejercicios, cubriendo con un vidrio
opaco el ojo bueno, se obliga al niño a servirse del otro y, con paciencia y obstinación, se consigue restablecer la visión normal.

PUNTOS SUPLEMENTARIOS

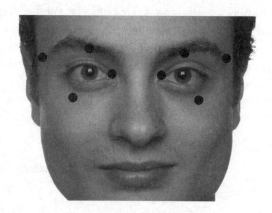

Lugar que ocupa nuestra terapéutica

Resulta un complemento útil.

En las diplopías del adulto ayuda a recuperar la normalidad.

En los estrabismos del niño, la estimulación de los puntos ayuda considerablemente a reeducar y a acortar su duración.

Por eso, sería de gran ayuda que los ortoptistas la asociaran sistemáticamente a su terapéutica.

Los puntos

Dos puntos comunes a todos los estrabismos y dos puntos que hay que añadir, si se trata de un estrabismo interno o externo.

Modo de empleo

En el caso de la diplopía adulta, actuar rápidamente. Estimular detenidamente varios minutos, mediante masaje o aguja, cada media hora, hasta que se recupere la normalidad.

En el niño, estimular mañana y noche, de dos a tres minutos y durante los ejercicios de ortoptía.

Estrabismo interno
Añadir: un punto situado en el ángulo interno del ojo de donde fluyen las lágrimas; un punto situado en medio de la ceja.

Estrabismo externo
Añadir: un punto situado en medio de la sien, a medio camino entre el extremo de la ceja y de la «patilla» del cabello; un punto situado en el borde inferior de la órbita, en la unión del tercio exterior y de los dos tercios internos de este reborde.

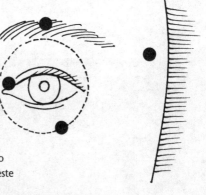

La multiplicidad de estos puntos indica más particularmente la estimulación eléctrica.

Sordera

Definición
Es la disminución o la pérdida de la percepción de los sonidos.

Formas y causas
Dado que los sonidos, al igual que todas las sensaciones, son percibidos por el cerebro, la sordera es la consecuencia de cualquier obstáculo que aparece en su trayecto, entre el mundo exterior y las zonas cerebrales capacitadas para recogerlos.

Veamos, pues, cuál es este camino y al mismo tiempo señalaremos los diferentes obstáculos que se pueden encontrar. Nosotros siempre hablamos de un oído. Los anatomistas distinguen tres:

- el oído externo, que va del exterior a la membrana del tímpano;
- el oído medio o caja del tímpano, donde se hallan los pequeños huesecillos que transmiten el sonido;
- el oído interno que contiene los centros que registran el sonido y que, al mismo tiempo , son los centros del equilibrio;

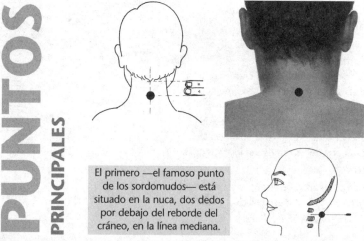

El primero —el famoso punto de los sordomudos— está situado en la nuca, dos dedos por debajo del reborde del cráneo, en la línea mediana.

PUNTOS PRINCIPALES

• y, por último, el nervio, o nervio auditivo, que parte del oído interno y conduce estas sensaciones al cerebro.

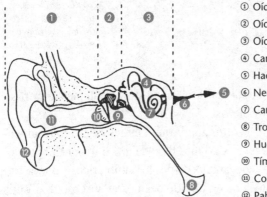

① Oído externo
② Oído medio
③ Oído interno
④ Canales semicirculares
⑤ Hacia el cerebro
⑥ Nervio auditivo
⑦ Caracol
⑧ Trompa de Eustaquio
⑨ Huesecillos
⑩ Tímpano
⑪ Conducto auditivo
⑫ Pabellón

El conducto auditivo puede obstruirse en el oído externo a cualquier edad, pero sobre todo debido a un tapón de cerumen, especie de cera segregada por el oído, que puede endurecerse y obturar tanto el conducto derecho como el izquierdo. A veces, en el niño, puede deberse a un cuerpo extraño o a un objeto pequeño que él mismo se introduce (el autor de estas líneas, en una ocasión, vio incluso una araña con su telaraña).

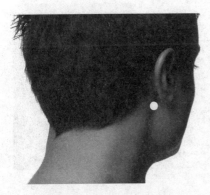

El segundo, en la punta del hueso mastoideo, justo detrás de la oreja.

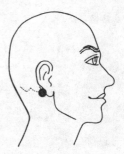

57

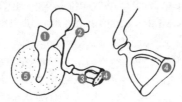

Los huesecillos
① Martillo
② Yunque
③ Estribo
④ Ventana oval
⑤ Tímpano

Detalle de la articulación yunque-estribo: en caso de soldadura de esta articulación, aparece la *otosclerosis*. La operación consiste en interponer un anillo de plástico entre los dos huesos.

En el oído medio, pueden sobrevenir dos problemas importantes: la otitis y la otosclerosis.

No se trata aquí de la otitis aguda que sobreviene estrepitosamente con fiebre, dolor, etc., sino más bien de una otitis que evoluciona con ruidos bajos, «decapitados» por los antibióticos y que se traducen por la presencia de un líquido pegajoso y viscoso. Las otitis serosas son un auténtico «tapón» líquido que amortigua los sonidos. Al evolucionar, estas otitis se resecan y acaban por retraer el tímpano, lo que es otra causa importante de sordera.

En cuanto a la otosclerosis, es una curiosa enfermedad que afecta a los pequeños huesecillos que transmiten el sonido. Éstos, a pesar de su minúsculo tamaño, están unidos entre sí por auténticas articulaciones. A veces, una articulación se bloquea, dos huesos se sueldan y los sonidos ya no se transmiten con toda su agudeza.

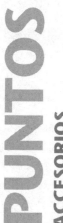

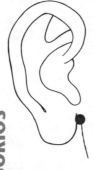

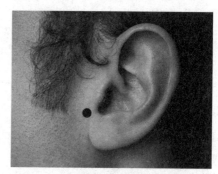

El primero está situado justo delante del lóbulo de la oreja. Para encontrarlo, se debe abrir la boca.

58

Por diferentes que sean, las sorderas de las cuales hemos hablado constituyen sorderas de transmisión, puesto que se produce un bloqueo de la transmisión de los sonidos.

En cambio, las sorderas que afectan al nervio auditivo o a los órganos del oído interno son sorderas de percepción, porque la enfermedad afecta a la recepción de los sonidos. En esos casos, puede tratarse de infecciones microbianas, ataques de virus o pequeñas hemorragias.

Y, además, también puede tratarse de una malformación o de una degeneración del nervio auditivo. A menudo es consecuencia de la edad (las personas mayores se vuelven a menudo duras de oído). Pero existen formas hereditarias que afectan a gente muy joven. Por último, la sordera puede ser de nacimiento, debido a una malformación o a una infección de la madre durante el embarazo. Se trataría entonces de un sordomudo: es mudo porque es sordo y no puede repetir lo que no oye.

Modo de empleo

En China el punto de la sordera se usa con una estimulación muy profunda y con una larga aguja, a la cual a menudo se le añade corriente eléctrica. Es el tratamiento de los sordomudos. Pero ahora se puede usar la estimulación eléctrica a través de la piel. Puesto que la sordera es una afección crónica, hay que estimular regularmente, varias veces al día durante algunos minutos, para mejorar o estabilizar el sentido auditivo.

Tratamiento habitual

Los tratamientos de un número tan elevado de enfermedades no pueden resumirse aquí, pues ya se ocupa de ello toda una especialidad médica: la otología. Esbozaremos simplemente las terapéuticas de los casos más frecuentes. Si bien es cierto que el tapón de cerumen depende tan sólo de la extracción mediante chorro de agua (¡nunca con un objeto metálico!), las enfermedades del oído medio como las otitis y las retracciones del tímpano son competencia de la cirugía. Hemos visto nacer la maravillosa cirugía bajo el microscopio de la otosclerosis.

En cambio, las enfermedades del oído interno son estrictamente medicales. La sordera súbita relacionada con un problema circulatorio representa una verdadera urgencia, que impone la utilización rápida de dilatadores de los vasos sanguíneos. Pero cuando el nervio auditivo está enfermo, no hay nada más que hacer salvo utilizar aparatos cada vez más miniaturizados y con buenas prestaciones, pero que nunca podrán remplazar al órgano defectuoso.

Lugar que ocupa nuestra terapéutica

He aquí un lugar donde nadie se esperaría ver cómo nuestros puntos surten efecto. Sin embargo, y es uno de los grandes descubrimientos de la acupuntura contemporánea, éstos surten efecto no en las sorderas superficiales de transmisión, sino en las sorderas más graves, las de percepción.

Un trabajador médico chino, llamado Tchao Pou Yu, utilizando diariamente un punto preciso, consigue hacer oír a niños sordomudos. Veamos pues, junto a otros, este punto milagroso.

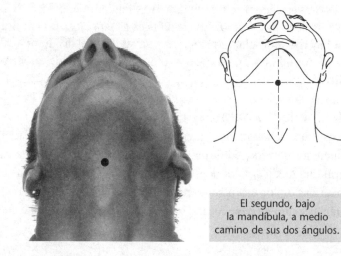

El segundo, bajo la mandíbula, a medio camino de sus dos ángulos.

Sinusitis agudas y crónicas

Definición

Se trata de la infección de los senos paranasales, infección que, como en cualquier lugar, puede ser repentina y aguda, o al contrario, prolongada y crónica.

Formas

Pero ¿qué son esos famosos senos paranasales? Son, simplemente, cavidades que se encuentran en ciertos huesos de la cara y que comunican con las fosas nasales.

¿Cuál es la importancia de dichas cavidades? Se ha dicho que tienen como objetivo hacer que los huesos sean más ligeros. La cuestión todavía se discute; en todo caso no desempeñan ningún papel respiratorio, pero no por eso dejan de estar recorridas por una corriente de aire.

Existen tres grupos de senos paranasales: los senos maxilares, los frontales y —mucho menos conocidos— los etmoidales.

Los primeros están situados en los pómulos; los segundos, en el hueso de la frente, bajo las cejas, en su extremo interior. En cuanto a las celdas etmoidales, éstas se hallan en las profundidades de la cara y tienen una importancia particular en el niño.

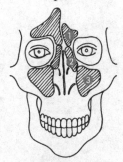

Síntomas

Varían según la localización. *Las sinusitis maxilares* agudas complican un resfriado más o menos severo, hacia el tercer o cuarto día de su evolución. El síntoma más importante es la aparición repentina del dolor, un dolor intenso, pulsátil, situado en el pómulo, debajo de un ojo. Sin trata-

① Seno frontal
② Seno etmoidal
③ Seno maxilar

miento, éste persiste con remisiones y recrudecimientos. La presión del pómulo lo despierta cuando éste remite.

Modo de empleo

En sinusitis agudas, hay que masajear enérgica y detenidamente los puntos hasta obtener el alivio y la salida del pus.

En las sinusitis crónicas, convendría practicar una estimulación reiterada de dos a tres minutos, mañana y noche.

Los puntos

Los dos puntos principales son los mismos que los del resfriado; los puntos accesorios varían según el seno paranasal afectado.

Los principales: El primero está en la frente, en la línea mediana. La parte inferior del índice se sitúa en lo alto de la nariz; el dedo, al bajar, lo indica en una pequeña cavidad del hueso. Los segundos están situados en la unión de la aleta de la nariz y el labio superior.

Los accesorios: *Para el sinus maxilar,* bajo el ojo, por debajo del medio de la órbita.

Para el sinus frontal, en el extremo interior de la ceja, en una pequeña cavidad.

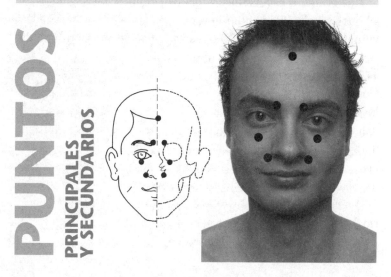

PUNTOS PRINCIPALES Y SECUNDARIOS

La sinusitis maxilar puede curarse, pero con frecuencia también puede convertirse en crónica; el dolor desaparece, pero permanece un flujo purulento e interminable en una ventana nasal.

Las sinusitis frontales todavía son más dolorosas, si cabe, con punzadas espantosas irradiadas desde el ángulo interno del ojo. En este caso, también puede darse el paso al estado crónico.

Por último, *la sinusitis etmoidal* es más frecuente en el niño pequeño o en el lactante. Los síntomas aparecen en el rabillo interior del ojo y a la altura del párpado superior, que se hincha repentinamente. A veces, el ojo es proyectado hacia delante, casi saliéndose de la órbita.

Causas

Las diversas sinusitis siempre están provocadas por infecciones de la nariz, resfriados y rinitis. Pero lo que explica los síntomas violentos de la sinusitis es que los orificios que comunican los senos paranasales con las fosas nasales son extremadamente estrechos. Éstos se obstruyen enseguida y el orificio más bloqueado bajo presión en los senos paranasales provoca el dolor.

En las formas crónicas, una infección prolongada y a menudo también una alergia explican las recaídas. En ocasiones, la causa también es una infección cercana, en particular dentaria.

Tratamiento habitual

Como se ha visto, lo esencial es restablecer la permeabilidad de los canales de los senos paranasales. Esto puede realizarse mediante gotas nasales vasoconstrictoras, que los dilatan y por lo tanto eliminan el bloqueo. Pero no se debe abusar de ellas, pues éstas acaban por irritar las mucosas. A veces, es preciso realizar curas locales, que sólo el otorrino puede administrar.

A menudo se recetan los antibióticos y en ocasiones es necesario (si la salida no se produce por las vías naturales), puncionar el pus a través del hueso y de la piel.

63

Lugar que ocupa nuestra terapéutica

Ésta resulta muy eficaz, porque, precisamente, se dirige a la causa esencial de la enfermedad: la obstrucción de los canales de los senos paranasales, y permite el vaciado de los senos. Siempre resulta interesante probarla y a menudo se tiene la satisfacción de ver cómo el pus se escurre por una ventana nasal en el transcurso mismo de una sesión, desbloqueando así el seno paranasal afectado.

Paperas

Definición

Enfermedad de la infancia (pero en ocasiones también de la edad adulta), las paperas son la consecuencia de una afección de las glándulas salivares, y en particular de la parótida, por un virus especial: el *virus urliano*.

Síntomas

En su forma típica, esta enfermedad se caracteriza por la deformación de un lado de la cara, y, a continuación, de los dos, por detrás de la mandíbula, hinchando este espacio normalmente óseo y dando así la forma de una auténtica cabeza de pera.

Esta hinchazón va acompañada de una fiebre más o menos importante y en ocasiones de una erupción ligera.

Formas

Además de las parótidas, otras glándulas también pueden verse afectadas; de ahí la gravedad de la enfermedad. No son tanto las glán-

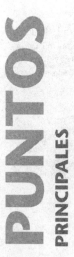

PUNTOS PRINCIPALES

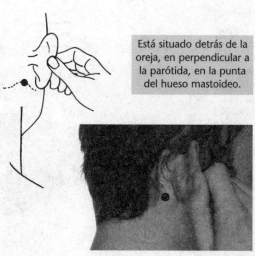

Está situado detrás de la oreja, en perpendicular a la parótida, en la punta del hueso mastoideo.

65

dulas salivares las que están en juego, sino sobre todo las glándulas genitales, los testículos en el hombre, provocando una *orquitis*, y el ovario en la mujer, cuya afección, además de los fuertes dolores que provoca, es una causa importante de esterilidad.

También se sabe que las paperas pueden atacar al páncreas, siendo así el punto de partida de la diabetes.

Por último, cada vez con más frecuencia, provocan en los niños una meningitis impresionante pero sin gravedad real.

Evolución

Es benigna pero bastante larga en la forma común (de quince días a tres semanas). Es mucho más temible en el adulto.

Modo de empleo

Por ejemplo, masajear enérgicamente cada media hora los puntos. El niño puede hacerlo por sí mismo.

En las formas más graves, se requiere una estimulación más intensa (agujas o electricidad).

PUNTOS SECUNDARIOS

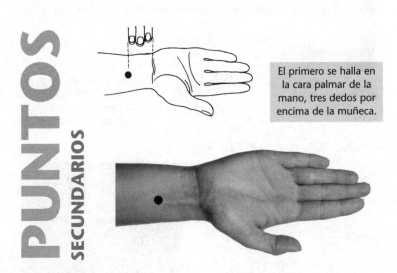

El primero se halla en la cara palmar de la mano, tres dedos por encima de la muñeca.

Tratamiento habitual

Como en todas las enfermedades víricas, no hay ningún tratamiento específico. Tan sólo se utiliza el reposo, los analgésicos y los antiinflamatorios. En caso de orquitis, el enfermo debe permanecer en cama. A veces, se ha probado un tratamiento con hormonas femeninas.

Lugar que ocupa nuestra terapéutica

Por su inocuidad y su rapidez de acción, nuestra terapéutica está en condiciones de obtener resultados interesantes disminuyendo el dolor, la hinchazón y el período de evolución.

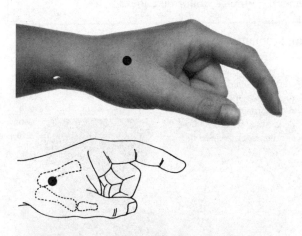

El segundo, en el ángulo que forman el pulgar y el índice, contra el hueso que conduce al índice.

Gripes y rinofaringitis

Definición

En sentido estricto, las gripes son las infecciones debidas al virus gripal. Pero el término *gripe* designa corrientemente todas las infecciones de nariz y de garganta, provocadas por otros virus y que en realidad son rinofaringitis. De todos modos, usamos esta denominación porque, en primer lugar, resulta muy difícil descubrir el virus responsable y, además, porque no reviste un auténtico interés, puesto que la terapéutica, tanto la clásica como la que proponemos con nuestros métodos, es la misma.

Síntomas

Son muy conocidos:

- comienzo repentino de la fiebre, que puede subir a 39 o 40° C;
- coriza, dolor de garganta y tos;
- malestar general, agujetas, dolor de cabeza;
- aparición de ganglios,
- y, a menudo, problemas digestivos, diarreas, vómitos, etc.

PUNTOS IMPORTANTES

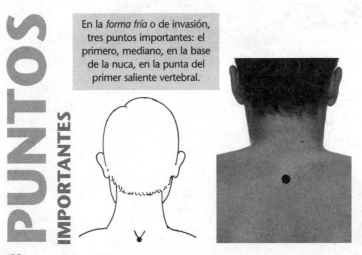

En la *forma fría* o de invasión, tres puntos importantes: el primero, mediano, en la base de la nuca, en la punta del primer saliente vertebral.

Fosas nasales
(corte de delante hacia atrás)

Cornetes
(corte vertical)

① Cornete superior
② Cornete medio
③ Cornete interior
  (paladar)
④ Seno frontal
⑤ Seno esfenoidal
⑥ Cavidad de la hipófisis
⑦ Tabique nasal

Formas

Si en Occidente no reviste el menor interés priorizar uno u otro aspecto de la gripe, es preciso saber que en la mentalidad de la medicina china existen dos formas de gripe:

- *la forma fría* o de invasión, con escalofríos, dolor de cabeza, escozor de la garganta y nariz taponada;
- *la forma caliente*, con rojez de cara, sudores, fiebre elevada y tos.

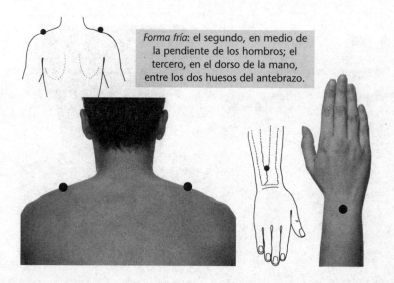

Forma fría: el segundo, en medio de la pendiente de los hombros; el tercero, en el dorso de la mano, entre los dos huesos del antebrazo.

Causas

Siempre se trata de afecciones víricas. Los virus pertenecen a un gran número de grupos: los virus gripales «puros», por así decirlo, designados por letras del alfabeto (A, B, etc.) y por su origen (Hong Kong, Victoria, etc.), y los virus paragripales.

Evolución

Generalmente es benigna; tras unos ocho días, los síntomas aminoran, la fiebre baja y el enfermo está curado.

Modo de empleo

En la *forma fría* o de invasión, estimulad lo más pronto posible los puntos, cada hora, o utilizad una estimulación enérgica, por ejemplo eléctrica.

En la *forma caliente* ya amainada, estimulad los puntos de dos a tres veces al día.

Una estimulación realizada a tiempo (en la primera media jornada) debe detener en seco la evolución de una gripe.

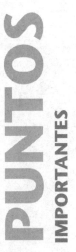

PUNTOS IMPORTANTES

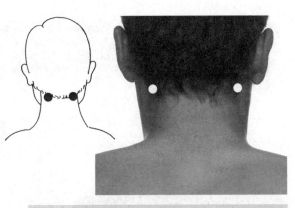

En la *forma caliente*, tres puntos también: los primeros, en la nuca, detrás de la oreja, en la primera muesca que el dedo encuentra bajo el reborde del cráneo.

Pero en sujetos cansados, enfermos o mayores, la evolución es muy diferente. Los microbios toman el relevo de los virus; entonces aparecen problemas respiratorios graves, que pueden causar la muerte del enfermo. La gripe todavía es, en nuestros países, una de las causas más importantes de mortalidad.

Tratamiento habitual

Como sucede con todas las enfermedades víricas, no existe una auténtica terapéutica. La cama, las bebidas calientes y la aspirina son simples paliativos. Las vitaminas, tan preconizadas durante cierto tiempo, se han revelado completamente inútiles.

Lugar que ocupa nuestra terapéutica

Resulta tan válida como cualquier otra. Gracias a ésta, una gripe, tomada al principio, puede perfectamente detenerse.

Pero es preciso distinguir correctamente las dos formas que hemos designado con anterioridad, pues los puntos que deben estimularse son bastante diferentes.

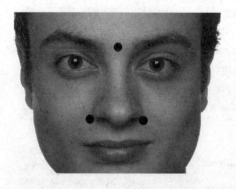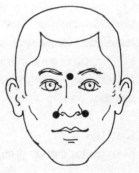

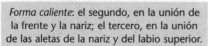

Forma caliente: el segundo, en la unión de la frente y la nariz; el tercero, en la unión de las aletas de la nariz y del labio superior.

71

Conjuntivitis

Definición

Todas las inflamaciones de la conjuntiva, es decir, la membrana externa del ojo, la que está en contacto con el aire.

Síntomas

- El ojo se vuelve rojo; es el síntoma básico. Pero ¡cuidado! No todos los enrojecimientos de ojos son conjuntivitis. Enfermedades mucho más graves de los ojos como glaucomas, iritis, queratitis, etc., provocan también enrojecimiento de los ojos. Por eso, a la menor duda, hay que consultar a un oftalmólogo.
- El ojo supura una secreción más o menos purulenta, amarillenta o verdosa. La luz no suele molestar mucho a quien padece conjuntivitis, por lo que el ojo no se cierra bajo el efecto de la luz; no hay *fotofobia* o hay poca —el término científico— y esto permite descartar las demás causas graves de ojos rojos.

Formas

Como norma general, todas las conjuntivitis se asemejan. En algunos casos bastante poco frecuentes, se aprecian pequeñas ampollas en la conjuntiva; se trata de la llamada *conjuntivitis flictenular*, casi siempre sinónima de alergia.

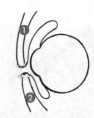

① Párpado superior

② Párpado inferior

La conjuntiva tapiza la parte de atrás de los párpados y la parte delantera del ojo formando dos repliegues arriba y abajo.

Causas

Son tres las causas principales:

- La infección por microbios; antaño era casi la causa exclusiva. Hoy en día, sin que hayan desaparecido totalmente, las causas microbianas han pasado a ser menos numerosas que las demás;

- La alergia; éste es un origen muy frecuente. La conjuntivitis alérgica sobreviene a menudo, pero no siempre, en primavera y va acompañada en ocasiones de la fiebre del heno.
- Hoy, la afección vírica es la más frecuente, y en particular el herpes: el virus que normalmente crea el «fuego» o el «grano de fiebre» que aparece en los labios en muchas enfermedades, afecta cada vez más a menudo a la conjuntiva y puede comportar graves daños, más aún cuando el tratamiento resulta muy difícil.

Evolución

Ésta depende mucho de la causa. Se puede decir, esquemáticamente, que la infección se cura deprisa, la alergia reaparece y el herpes se arrastra siempre.

Tratamiento habitual

También en este punto, el tratamiento depende de uno de los tres orígenes principales. Los colirios antibióticos surten mucho efecto en las conjuntivitis infecciosas; los colirios con cortisona, en

PUNTOS PRINCIPALES

El primero está en el ángulo interior del ojo, el lugar de donde fluyen las lágrimas; el segundo, en el dorso de la mano, en el ángulo formado por los dos huesos que conducen al pulgar y al índice.

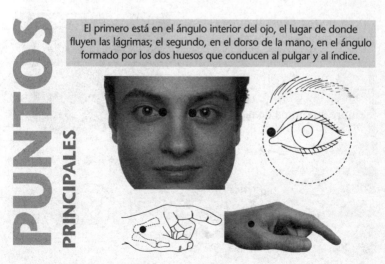

73

las conjuntivitis alérgicas. En cambio, el tratamiento de conjuntivitis víricas resulta muy difícil, y sobre todo la utilización por error de un colirio cortisónico, en este caso, provoca auténticos desastres en forma dc ulceraciones de la córnea.

Lugar que ocupa nuestra terapéutica

Ésta es secundaria en el caso de las conjuntivitis infecciosas, que se curan muy bien gracias a los colirios antibióticos.

Pero no ocurre lo mismo con las otras dos variedades, en las que la utilización regular y asidua de los puntos lleva a resultados a menudo superiores que las otras terapéuticas, y sobre todo está desprovista de inconvenientes.

Modo de empleo

En los casos agudos, puede bastar una estimulación intensa pero corta (varios minutos).

Cuando se trata de una conjuntivitis reiterada o perseverante, convendría, en cambio, repetir las estimulaciones de dos a tres veces al día.

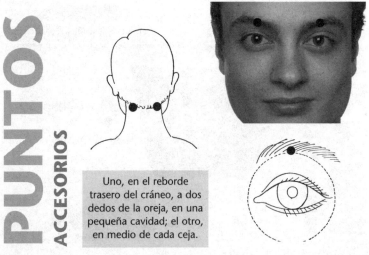

PUNTOS ACCESORIOS

Uno, en el reborde trasero del cráneo, a dos dedos de la oreja, en una pequeña cavidad; el otro, en medio de cada ceja.

74

Glaucoma

Definición

El glaucoma se debe al aumento de la presión intraocular. Para explicarlo, es preciso tener en mente la estructura del ojo.

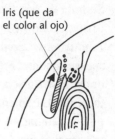

Iris (que da el color al ojo)

La secreción del humor acuoso

Éste contiene en su interior dos fluidos: el humor vítreo situado detrás del cristalino, que se presenta en forma de una gelatina transparente; y el humor acuoso, que es un líquido semejante al agua o más exactamente a un suero un poco salado.

Es el aumento de presión de este líquido lo que provoca el glaucoma. Es preciso señalar al respecto un error que a menudo se comete: tensión del ojo y tensión arterial son dos cosas diferentes, que no están forzosamente relacionadas.

Formas y síntomas

Dos variedades, el glaucoma agudo y el glaucoma crónico:

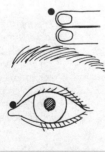

PUNTOS PRINCIPALES

El primero está situado en el ángulo interior del ojo, en el lugar de donde fluyen las lágrimas; el segundo, dos dedos por encima del centro de la ceja, en la frente.

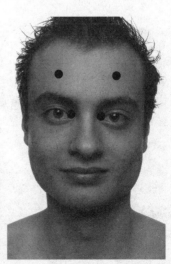

75

- *El glaucoma agudo* tiene un cariz dramático: repentinamente, el enfermo siente en el ojo un dolor semejante a una puñalada; el ojo enrojece, volviéndose tenso y duro como una piedra. Se trata de una urgencia absoluta: se debe acudir de inmediato al oftalmólogo para salvar la vista.
- *El glaucoma crónico* es mucho más insidioso: el ojo se sonrosa ligeramente; éste es el foco de una molestia más que de un dolor, la vista se nubla progresivamente por etapas o constantemente. La amenaza para la vista es menos inmediata, pero no por eso menos real. Los daños deben evitarse mediante un tratamiento tan precoz como sea posible.

Modo de empleo

En un glaucoma agudo, se debe acudir de inmediato al médico, y, en el trayecto, masajear sin cesar los puntos de los ojos. Esto permite aliviar el dolor, y en ocasiones incluso evitar la alteración de la retina.

En los glaucomas crónicos, los masajes deben repetirse varias veces al día, como en el momento de ponerse las gotas.

PUNTOS ACCESORIOS

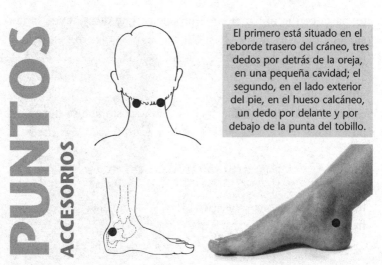

El primero está situado en el reborde trasero del cráneo, tres dedos por detrás de la oreja, en una pequeña cavidad; el segundo, en el lado exterior del pie, en el hueso calcáneo, un dedo por delante y por debajo de la punta del tobillo.

Causas

Hay dos grandes variedades de glaucomas: el glaucoma de ángulo cerrado y el glaucoma de ángulo abierto. ¿Qué significa esto? El humor acuoso no es un montón de agua estancada, constantemente es segregada y por consiguiente constantemente eliminada, similar a la fuente que da origen a un río. Así pues, pueden concebirse dos causas para su exceso de presión. Puede formarse una barrera y el líquido no puede ser eliminado: es el glaucoma de ángulo cerrado, responsable de la mayoría de los accidentes agudos. O bien la fuente suministra demasiado caudal para su evacuación y la tensión aumenta progresivamente: es el glaucoma de ángulo abierto, responsable de la mayoría de evoluciones crónicas.

Evolución

Cualquier glaucoma que se deja evolucionar sin tratamiento alguno desemboca en la pérdida de la visión del ojo. Por lo tanto, es preciso que se trate imperiosamente y que se trate de una forma continua.

Tratamiento habitual

Es absolutamente preciso que se baje la presión del ojo. En los casos graves, esto puede obtenerse mediante la cirugía. Generalmente, basta con la utilización de productos que disminuyen la tensión del ojo, ya sea a través de inyecciones en las urgencias, o la mayoría de las veces a través de gotas oculares.

Además de los colirios clásicos de pilocarpina, actualmente se utilizan nuevos productos llamados betabloqueantes. Sea como sea, es un tratamiento bastante esclavizante, puesto que se tienen que poner gotas en los ojos a diario, y a menudo escuecen bastante.

Lugar que ocupa nuestro tratamiento

Éste no tiene la pretensión de curar el glaucoma, ni siquiera de sustituir al tratamiento clásico. En cambio, su utilización permite con frecuencia un ahorro en productos, y en particular en colirio.

Glándulas, estado general

Bocio e hipertiroidismo o enfermedades de Basedow

Su definición

Se entiende por bocio cualquier aumento de volumen de la glándula tiroides, glándula que se halla situada, como es sabido, en la parte anterior del cuello.

Pero cuando esta glándula funciona demasiado, pasa a ser tóxica, provocando trastornos en todo el organismo: se habla entonces de hipertiroidismo.

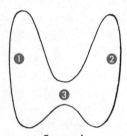

Forma de la glándula tiroides
① Lóbulo derecho
② Lóbulo izquierdo
③ Istmo

Síntomas

El bocio simple se traduce por una hinchazón del cuello en la parte anterior de la nuez de Adán. Esta deformación en ocasiones es enorme.

En cambio, el bocio tóxico es más bien pequeño, bastante a menudo se ve agitado por los latidos de las arterias del cuello, pero éste se acompaña:

- de un adelgazamiento,
- de palpitaciones,
- de un estado de nerviosismo muy grande,
- de una protrusión de los ojos, que se vuelven brillantes, demasiado salidos, lo que en términos científicos se llama *exoftalmos*.

Formas

El bocio simple deforma la parte anterior del cuello de una manera más o menos irregular. En ocasiones, es unilateral; otras, se hunde en el tórax bajo el esternón.

El bocio tóxico se presenta bajo dos formas:

• La glándula tiroides se acelera completamente: es la enfermedad de Basedow.
• Sólo una parte, un núcleo, se dibuja, haciéndose palpable en una glándula normal: es un nódulo tóxico.

Los **análisis médicos** permiten diferenciar a ciencia cierta las dos variedades de bocio. En el bocio simple, todo es normal.
En el bocio tóxico:

• En la sangre: el colesterol está bajo y hay sobre todo un aumento del yodo y de las hormonas tiroideas.
• En el cuerpo: se mide el reflejo del tendón de Aquiles que reacciona demasiado deprisa a la percusión del martillo de reflejos.
• En la glándula: haciendo absorber yodo radioactivo en pequeñas cantidades, ésta se «fotografía» y se puede ver si absorbe demasiado yodo, y, por lo tanto, si funciona demasiado en su totalidad o en parte.

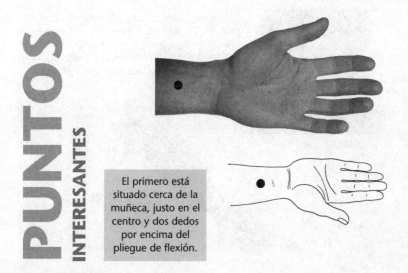

PUNTOS INTERESANTES

El primero está situado cerca de la muñeca, justo en el centro y dos dedos por encima del pliegue de flexión.

Evolución

El bocio simple puede mantenerse en el mismo estado durante toda la vida. Pero, en ocasiones, éste se ensancha y acaba por comprimir las vías respiratorias.

En cambio, si se deja evolucionar el bocio tóxico, se desemboca en una insuficiencia cardíaca e incluso puede haber problemas oculares debido a la exolftalmia.

Causas

El bocio simple sobreviene por razones todavía poco conocidas en los países con carencia de yodo.

En lo que al bocio tóxico se refiere, la medicina ha cambiado de opinión: primero, se acusó de su efecto nefasto a la glándula hipófisis. Parece ser que —quizá bajo el efecto de un virus— la tiroides «se acelera» ella misma.

Tratamiento habitual

El bocio simple es competencia de la cirugía. Para el bocio tóxico, primero se utilizó el yodo, luego se propuso sucesivamente la

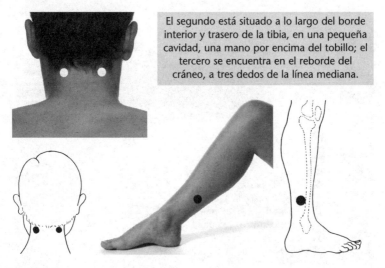

El segundo está situado a lo largo del borde interior y trasero de la tibia, en una pequeña cavidad, una mano por encima del tobillo; el tercero se encuentra en el reborde del cráneo, a tres dedos de la línea mediana.

cirugía (siempre válida para los nódulos) y el yodo radioactivo que «funde» la glándula, pero cuyo manejo resulta delicado. Hoy en día, se utilizan sobre todo productos que reducen la secreción, conocidos bajo el nombre de *antitiroideos*.

Lugar que ocupa nuestra terapéutica

Ésta ocupa poco lugar en el bocio simple, pero es un útil complemento de los antitiroideos, permite a menudo disminuir la dosis. Reduce el malestar provocado por la enfermedad.

Modo de empleo

Puesto que se trata de una afección crónica, convendría estimular los puntos durante algunos minutos varias veces al día, o utilizar una estimulación continua durante un período de diez minutos, por ejemplo quince días al mes.

Diabetes

Definición

Su verdadero nombre es *diabetes azucarada*. Así pues, su definición es el exceso de azúcar en la sangre —en términos científicos: *hiperglicemia*— y en la orina.

Síntomas

Comer demasiado. Beber demasiado. Orinar demasiado. **Es la tríada que debe llamar la atención.**

Formas

Básicamente dos formas o, para ser más exactos, dos enfermedades:

- la diabetes de tipo 1 o insulinodependiente, sobre todo en los jóvenes, con adelgazamiento;
- la diabetes de tipo 2, sobre todo en hombres maduros obesos.

Causas

Un órgano es el causante: el páncreas, puesto que segrega una sustancia que regula el índice de azúcar en el organismo: la insulina.

En dos palabras, se puede decir que en la diabetes de tipo 1, el páncreas no segrega insulina y en la diabetes de tipo 2, la que segrega, de mala calidad, no puede ser utilizada. Pero recientemente se han realizado progresos en el análisis de estos datos básicos:

- Contrariamente a lo que durante mucho tiempo se pensó, ahora se sabe que la diabetes de tipo 1 generalmente no es hereditaria; al contrario, se sabe que es debida a una auténtica destrucción del páncreas por unos virus, el de las paperas por ejemplo.
- En cambio, la diabetes de tipo 2 es una enfermedad hereditaria, muy a menudo asociada a la obesidad, precedida por una larga fase de prediabetes. Incluso existe un test que permite descubrirla desde la infancia: la ingestión de un poco de al-

cohol y de una sustancia química, la clorpropamida, desencadena en el futuro diabético y sólo en él un sofoco. Ahora bien, esta mezcla libera en el cuerpo endorfinas, esas misteriosas morfinas naturales que por otra parte también la acupuntura hace segregar. Más adelante veremos las consecuencias que se pueden desprender en el plano terapéutico.

Evolución

La evolución espontánea está salpicada de complicaciones. Desde luego, en un individuo bien controlado, no se debe llegar al coma, pero las arterias están en peligro en los ojos, en el corazón, en las piernas y en los riñones. La enfermedad de las arterias a menudo es hereditaria. Pero ésta se agrava indiscutiblemente por un mal control de la diabetes. De ahí la importancia de una vigilancia constante por el propio enfermo mediante pequeñas tiras de papel para mojar en la orina o en una gota de sangre.

Tratamiento habitual

• En la diabetes de tipo 1, es la insulina inyectada todos los días asociada a un régimen estricto.

PUNTOS

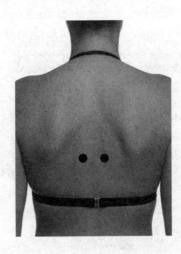

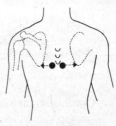

El primero está situado a uno y otro lado de la columna vertebral, a un dedo de cada lado de la espina dorsal, a la altura de la base del omoplato.

85

• En la diabetes de tipo 2, en primer lugar es preciso adelgazar. Si a pesar del adelgazamiento la enfermedad no remite, se le añaden comprimidos que hacen bajar el índice de azúcar.

En el caso de la diabetes de tipo 1, el futuro del tratamiento será el trasplante de páncreas o la implantación de «bombas de insulina».

Lugar que ocupa nuestra terapéutica

Hay que empezar diciendo que ésta es débil con los medios actuales en la diabetes de tipo 1 y nula en la diabetes de tipo 2 en la que ya no hay órgano alguno que estimular. Tan sólo es un coadyuvante, pero su apoyo es útil, puesto que permite reducir la dosis de medicamentos necesaria para equilibrar la diabetes.

Modo de empleo

Puesto que se trata de una afección crónica, se necesita una estimulación larga y reiterada de los puntos: diez minutos de dos a tres veces al día mediante masaje o con una aguja. Es cierto que la estimulación eléctrica asegurará una nueva dimensión a nuestra terapéutica en la diabetes.

El segundo, detrás del interior del tobillo, un dedo por debajo del borde del hueso calcáneo; el tercero, en la cara exterior de la pierna, una mano por debajo del pliegue de la rodilla.

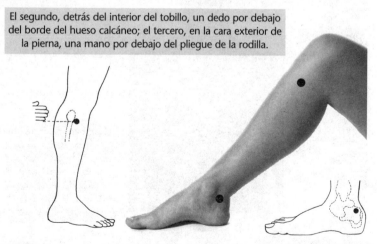

Obesidad

Definición

Por definición, el obeso es un hombre —o una mujer— demasiado gordo. Si dicha definición tiene el mérito de ser simple, ésta no hace más que plantear el problema, no resolverlo. De hecho, ¿cuándo empieza uno a estar demasiado gordo? Y en primer lugar, ¿acaso hay algún inconveniente por estarlo?

Síntomas

Al respecto, hay que decir que hay dos clases de obesidad: la obesidad-enfermedad y la obesidad-moda. Alrededor de la década de los cincuenta, fueron las compañías aseguradoras americanas las primeras que dieron la voz de alarma, al demostrar —por viles razones económicas, por cierto— que el «riesgo vital» aumentaba en caso de obesidad y que este incremento era paralelo al aumento del peso según un porcentaje progresivo y calculable.

A continuación, la moda se inmiscuyó en el asunto: cada época de la historia tiene sus cánones de belleza masculina y femenina. La práctica de los deportes y el advenimiento de la sociedad del ocio, en la que la gente pasea por las playas con tres cuartas partes del cuerpo desnudo, han revalorizado la imagen del hombre con vientre plano y de la mujer como un palillo estilo maniquí.

En los deseos de nuestros contemporáneos, la belleza opulenta del Renacimiento o el burgués rechoncho de principios del siglo XIX se han convertido en repulsivos. Hay que vivir acorde a la época…

Formas

Entonces, ¿a partir de qué peso se está gordo? Se pretendió —algo característico de nuestro tiempo— definir matemáticamente la obesidad. Y proliferaron tablas, la más conocida de las cuales es la de Lorentz, según la cual el peso ideal lo proporciona la fórmula:

$$\text{Peso ideal masculino (kg)} = \text{Talla (cm)} - 100 - \frac{[\text{Talla (cm)} - 150]}{4}$$

$$\text{Peso ideal femenino (kg)} = \text{Talla (cm)} - 100 - \frac{[\text{Talla (cm)} - 150]}{2,5}$$

En realidad, parece ser que ninguna tabla tiene un valor absoluto y que es mucho mejor clasificar las obesidades según dos criterios:

1) En primer lugar, el criterio morfológico, la forma del cuerpo. De este modo, se puede distinguir:

- la obesidad de tipo masculina llamada *androide* en la que el sobrepeso se presenta en la mitad superior del cuerpo;
- la obesidad de tipo femenina llamada *ginoide* con plétora de grasa en la mitad inferior;
- y, por último, las obesidades localizadas, las bolsas de grasa; se trata de la celulitis, que es la desesperación de nuestras compañeras, pues es una tribulación específicamente femenina, pudiéndose localizar estas bolsas en las caderas (pistoleras), los muslos, las rodillas o los tobillos.

Cada tipo de obesidad conlleva su propia patología. El tipo masculino va acompañado fácilmente de hipertensión y de enfermeda-

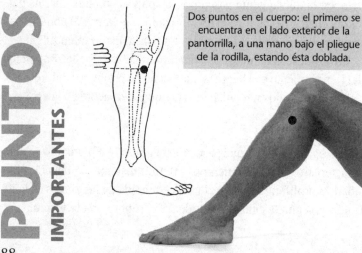

Dos puntos en el cuerpo: el primero se encuentra en el lado exterior de la pantorrilla, a una mano bajo el pliegue de la rodilla, estando ésta doblada.

PUNTOS IMPORTANTES

des cardíacas. El tipo femenino, de problemas venosos (varices, flebitis) de los miembros inferiores.

En cuanto a la celulitis, va acompañada de problemas… mentales, en la medida en que desespera a quien la padece, puesto que ni siquiera el adelgazamiento general supone forzosamente su desaparición.

2) Y, además, también se deben tener en cuenta factores psicológicos. Hay gordos felices, risueños, bien consigo mismos. No se debe tocar su obesidad sino con extrema prudencia en función de los riesgos a los que se exponen.

Existen falsos gordos, y sobre todo falsas gordas, que viven con los ojos pegados a la aguja de la báscula y a quienes hay que intentar persuadir de la inexistencia de su exceso ponderal, ¡lo que no resulta fácil!

Y existen todos los otros que realmente necesitan adelgazar y que sufren debido a su peso, para los que se ha redactado este capítulo.

Causas

La búsqueda de las causas de la obesidad ha hecho correr ríos de tinta y gastar millones.

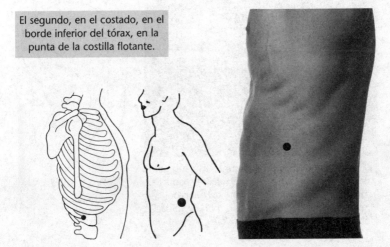

El segundo, en el costado, en el borde inferior del tórax, en la punta de la costilla flotante.

89

Las opiniones —como siempre en medicina— han evolucionado mucho. Al principio, se quiso acusar a las glándulas, y en especial a las glándulas endocrinas que se acababan de descubrir, porque ciertas enfermedades poco frecuentes (mixedema, etc.) van acompañadas de exceso de grasa. Ésa es la excepción. Después —en pleno período freudiano—, se quiso acusar al exceso de comida, la hiperfagia del individuo bloqueado en la fase oral. Finalmente, en nuestra época, volviendo a la herencia, los esfuerzos se dirigen a identificar los genes responsables de la gordura.

En casi todas las teorías hay una parte de verdad:

- Es cierto que a menudo interviene un factor hereditario y que hay familias de obesos, siendo por otra parte dicho factor hereditario vecino del de la diabetes, puesto que las dos enfermedades se dan con frecuencia simultáneamente.
- No es menos cierto que hay —al menos bastante a menudo— una herencia de malas costumbres, en que, con la mejor intención, la «cebadura» empieza en la infancia, y en que la gente come demasiado sin ni siquiera darse cuenta.

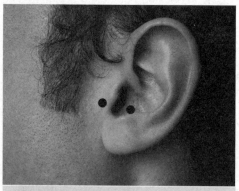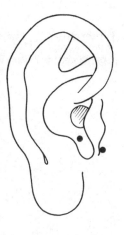

En la oreja: el primer punto está 1 milímetro por delante del extremo inferior del trago, la pequeña prominencia situada por delante del pabellón; el segundo, en el fondo de la oreja, por encima del lóbulo, la bola en que termina la oreja hacia abajo.

- También hay las malas condiciones de la vida actual, la postura de estar sentados durante mucho tiempo en el despacho o en el coche, las comidas de negocios, las comidas enlatadas de toda índole, que hacen que el individuo aumente de peso.
- La causa psicológica: el individuo que pica a lo largo del día para compensar su aburrimiento o su angustia.
- Y, muy recientemente, se ha descubierto que los responsables son unos mediadores químicos, esos misteriosos «mensajeros» del sistema nervioso; diferentes en la obesidad del adulto (en el que se trataría de un estimulador de la secreción de la insulina que tendría como efecto cargar las células con grasa) mientras que, en el niño, es la secreción excesiva de prolactina, hormona normalmente encargada de la lactancia, la que multiplicaría el número de células grasas.

Modo de empleo

Estos puntos deben estimularse veinte minutos con los dedos o diez minutos eléctricamente. Si se asocia con el régimen, los resultados son con frecuencia excelentes.

Tratamiento habitual

Según todo lo anterior, ¿qué conclusiones se pueden extraer en el plano terapéutico? En primer lugar, que la base de todo tratamiento es un régimen serio. Hay un gran número de ellos. Lo difícil no es adelgazar, sino mantener, en la vida cotidiana, esa pérdida de peso. ¿Cómo conseguirlo entonces?

Y, además, ¿existen medicamentos que hagan adelgazar? No dudamos en responder: muy pocos. Y hablemos primero de aquellos que se deben evitar: los moderadores del apetito, los extractos tiroideos y los diuréticos. Los primeros son peligrosos para los nervios; las otras dos variedades, ilógicas, pues ni la glándula ti-

91

roides ni el agua son causantes de la obesidad. Entonces, ¿qué queda? Ciertas enzimas, un tratamiento homeopático —uno auténtico—, si está bien dirigido, y nuestra terapéutica.

Lugar que ocupa nuestra terapéutica

Los autores chinos clásicos no se interesaron demasiado por la obesidad, puesto que la grasa era una marca de éxito social.

Desde hace algunos años, se están llevando a cabo esfuerzos considerables para determinar puntos más precisos, que parecen actuar sobre todo en el apetito.

Reumatología

Los reumatismos

Definición y síntomas

El ciudadano de a pie lo tiene claro. Se dice que una articulación (o coyuntura) tiene reumatismo cuando ésta duele. Dicho dolor puede ir acompañado de hinchazón, de rojez, de deformación o de invalidez, es decir, de la imposibilidad más o menos grande de servirse de la articulación.

Formas y causas

Existen dos grandes formas de reumatismos: la artrosis y la artritis.

Artrosis quiere decir reumatismo *de desgaste* o degenerativo. El cartílago que recubre todas las coyunturas se gasta, desaparece, los huesos rozan —con un roce fuerte— unos con otros, provocando dolor y deformación, ya sea en las vértebras, en las caderas, en las rodillas, en los dedos de las manos y de los pies, etc. Esto explica que la artrosis sobrevenga generalmente bastante tarde en la vida, a partir de los cincuenta años. Las causas de la artrosis todavía resultan misteriosas. Por nuestra parte, pensamos que la artro-

PUNTOS
GENERALES

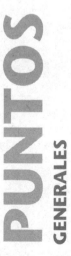

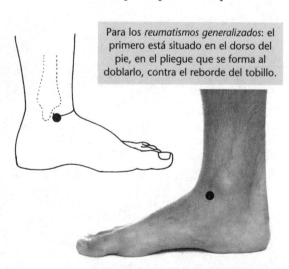

Para los *reumatismos generalizados*: el primero está situado en el dorso del pie, en el pliegue que se forma al doblarlo, contra el reborde del tobillo.

sis casi siempre es una complicación de desplazamiento articulatorio, es decir, de coyunturas en que los huesos no están en el lugar que les corresponde.

Esto, que por ejemplo es evidente para la cadera, también es cierto para la columna vertebral, donde los esguinces vertebrales reiterados favorecen su aparición, incluso precoz.

En cambio, las **artritis** son una infección o una inflamación del interior de la coyuntura, del líquido que la lubrifica, el líquido sinovial contenido en una bolsita, la sinovia. Hay diversas clases de artritis cuyo origen puede ser vírico, microbiano, y la mayoría de las veces sobrevienen en un terreno hereditario.

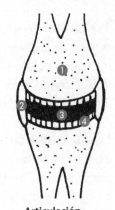

Articulación
① Hueso ② Ligamento
③ Sinovial ④ Cartílago
Las artritis son una enfermedad de la sinovial

Algunas afectan sobre todo a la columna vertebral, endureciéndola y anquilosándola, es la *espondiloartritis*. Otras afectan sobre todo a los codos, las rodillas, las manos, los dedos, etc., deformándolos, es la *poliartritis*.

El segundo, en la nuca, a dos dedos a uno y otro lado de la primera saliente visible (séptima cervical), hacia lo alto de la columna inclinando la cabeza hacia delante.

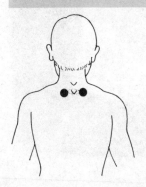

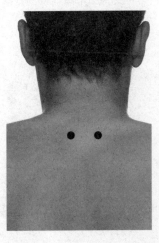

Tratamientos habituales

A pesar de la diversidad de sus orígenes, el tratamiento de los reumatismos incluye siempre las mismas prescripciones: reposo, antiinflamatorios generales o locales (infiltraciones de cortisona), todos ellos más o menos peligrosos, en particular para el estómago.

Lugar que ocupa nuestra terapéutica

En los reumatismos, la estimulación de los puntos está indicada por su acción analgésica. Pero no es la única; la acupuntura también actúa sobre la hinchazón y la rojez; a menudo, bajo la acción de las agujas, se ve literalmente cómo la articulación se deshincha a ojos vista. Además, nuestro tratamiento está indicado siempre debido a su eficacia y a su inocuidad.

Pero, en la medida de lo posible, se debe tratar la articulación afectada según los puntos específicos que le corresponden a cada una, puntos que describiremos más adelante.

Sin embargo, se plantea un problema: ¿qué hacer cuando un gran número de articulaciones se ven afectadas en la poliartritis, por ejemplo, o en una artrosis generalizada, en que, según la ex-

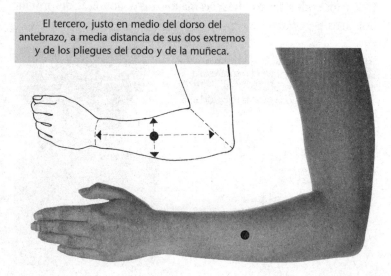

El tercero, justo en medio del dorso del antebrazo, a media distancia de sus dos extremos y de los pliegues del codo y de la muñeca.

presión popular, al enfermo le «salen los reumatismos por las orejas», con múltiples dolores por todas partes?

Modo de empleo

Cuando se trata de dolores crónicos, estos puntos deben estimularse de dos a tres veces al día mediante masaje o electricidad.

En un acceso agudo, la sesión debe ser más corta. Los masajes serán más superficiales.

El dolor de hombro

Se distinguen dos grandes variedades de reumatismos del hombro:

- La neuralgia cervicobraquial (N.C.B.)
- La periartritis escapulohumeral (P.A.S.H.)

¿Qué se esconde tras estos burdos nombres?

- La **N.C.B.**, particularmente, es la irritación de un nervio que recorre el hombro y el brazo.
- La **P.A.S.H.** representa una inflamación del conjunto de los elementos situados alrededor del hombro mismo: articulación, músculos, tendones, etc.

Aunque haya casos difíciles, en general, la diferencia se puede establecer fácilmente.

En la N.C.B., en general, no hay limitación de movimientos, pero el dolor va del cuello a la mano, acompañado a menudo de punzadas, hormigueos, etc.

En la P.A.S.H., el dolor se limita al hombro. Existe poca difusión al brazo. Pero, en cambio, el hombro a menudo está bloqueado, el enfermo no puede moverlo o cualquier movimiento que haga resulta infinitamente doloroso.

A continuación, vamos a describir, en el orden indicado, las dos formas.

Neuralgia cervicobraquial

Definición

Es un dolor que afecta a uno o varios nervios del brazo en todo su trayecto o en parte.

Síntomas y formas

El dolor se manifiesta a lo largo del trayecto del nervio y, en su máxima expresión, afecta a todo el brazo, del codo a la mano. Éste tiene el carácter de un dolor nervioso, unas veces urente, otras lancinante u hormigante. Es de suma importancia localizar el trayecto exacto, pues el tratamiento depende de ello.

Causas

Compresión de una o varias raíces nerviosas. Normalmente, la causa es un desplazamiento de una o varias vértebras cervicales, más o menos agravada por deformaciones debidas a la artrosis.

Evolución

Puede curarse por el retorno espontáneo de las vértebras a su posición normal. Pero, la mayoría de las veces, este retorno se realiza de forma lenta e imperfecta.

Tratamiento habitual

En general, es a base de calmantes y antiinflamatorios. El verdadero tratamiento consiste en una manipulación del codo que vuelva a poner en su sitio las vértebras y relaje los nervios.

Lugar que ocupa nuestra terapéutica

Ésta es muy importante, puesto que calma el dolor y elimina la contractura muscular, a menudo asociada. Ella sola puede bastar para poner de nuevo las cosas en orden.

Los puntos

El tratamiento pone en juego una de las reglas más antiguas de la medicina china: el uso del meridiano. Es preciso estudiar con atención el trayecto exacto del dolor. En dos palabras, dichos trayectos son tres y pueden terminarse:

1) en el pulgar,
2) en mitad del dorso de la mano,
3) en el dedo meñique.

Todos los puntos están situados, pues, en lo alto y en la base de los dedos correspondientes, tal y como se ha indicado.

Nota: Aunque el trayecto doloroso se detenga más o menos alto en el brazo, es preciso seguirlo mentalmente hasta el dedo correspondiente y estimular los puntos señalados.

Modo de empleo

Puesto que se trata de una enfermedad aguda, convendría estimular enérgicamente en el momento del dolor hasta su desaparición. Repetir tan a menudo como sea necesario.

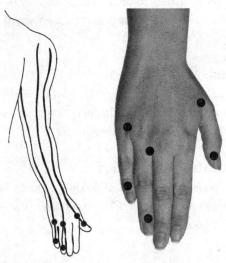

Periartritis de hombros

Su definición

Periartritis significa inflamación de los tejidos de una articulación que rodea el hombro. ¿Qué quiere decir eso? ¿Acaso hay dos articulaciones en el hombro? ¡Pues sí, exactamente!

Todo ocurre como si alrededor de la articulación del propio hombro, es decir, en la coyuntura del húmero (hueso del brazo) y el omoplato —que raramente es el culpable— hubiera una segunda articulación constituida por los músculos que rodean el hombro y que

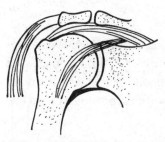

permiten que el brazo realice todos sus movimientos. Ahora bien, estos músculos actúan en una especie de correderas y en medio de bolsas llenas de líquido llamadas *bolsas sinoviales*, una especie de cojinete de bolas, tal y como lo muestra el esquema de la izquierda.

PUNTOS PRINCIPALES

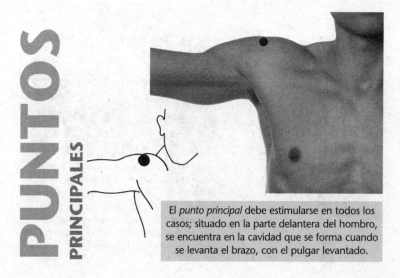

El *punto principal* debe estimularse en todos los casos; situado en la parte delantera del hombro, se encuentra en la cavidad que se forma cuando se levanta el brazo, con el pulgar levantado.

101

Sus síntomas

Dos síntomas esencialmente: el **bloqueo**, que puede ser total, el llamado «hombro helado», o parcial, predominando en uno de los movimientos del brazo —para rascarse la espalda, por ejemplo—. El **dolor** sobreviene al movimiento y lo limita, por eso mismo.

Sus formas

Según si el dolor se presenta más hacia delante o hacia atrás, se describen las formas del bíceps o de los músculos espinosos situados en el omoplato. Estas localizaciones tienen cierta importancia desde el punto de vista del tratamiento.

Causas

Aparte de las causas poco frecuentes (infecciones, tumores), la causa esencial de la P.A.S.H. es la inflamación de los tendones y de las bolsas unidas a éstos, sea por un choque, por un desgaste debido a movimientos reiterados, o bien por un depósito de calcio que crea un auténtico cuerpo ajeno.

PUNTOS ACCESORIOS

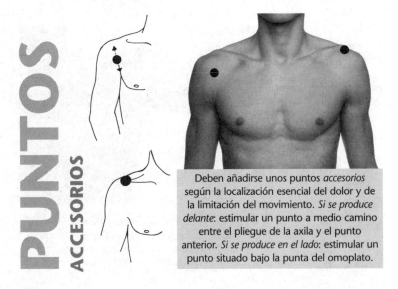

Deben añadirse unos puntos *accesorios* según la localización esencial del dolor y de la limitación del movimiento. *Si se produce delante*: estimular un punto a medio camino entre el pliegue de la axila y el punto anterior. *Si se produce en el lado*: estimular un punto situado bajo la punta del omoplato.

Evolución

A menudo muy larga, es un auténtico *handicap* (molestias para vestirse, trabajar, etc.) y a veces no desaparece completamente.

Tratamiento habitual

El reposo, los antiinflamatorios y, luego, una vez pasado el período agudo, la rehabilitación a manos de un kinesiterapeuta. Generalmente, el medio utilizado es la infiltración de cortisona en la articulación. Pero ésta a menudo resulta peligrosa y no puede repetirse más de dos o tres veces.

Lugar que ocupa nuestra terapéutica

En general, va seguida de efectos muy favorables, tanto por lo que al dolor se refiere como en cuanto a la rigidez. Convendría asociarla a una movilización del hombro activa o pasiva (el hombro es manipulado por un kinesiterapeuta).

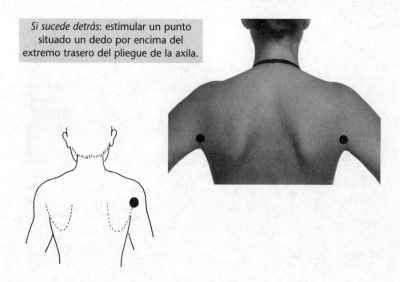

Si sucede detrás: estimular un punto situado un dedo por encima del extremo trasero del pliegue de la axila.

103

Modo de empleo

La estimulación puede realizarse mediante masaje o corriente eléctrica. En ambos casos, estimular detenidamente; se recomienda hacer al mismo tiempo diferentes movimientos de hombros: elevación hacia delante, hacia el lado, hacia atrás, etc. Un resultado casi constante de la estimulación es la atenuación del dolor; por otra parte, es impresionante ver el beneficio obtenido en la recuperación de los movimientos normales tras cada sesión.

Dolor de codo

Definición

Cualquier dolor que afecte a esta articulación. Pero esta zona del cuerpo se compone de varias formaciones anatómicas que veremos.

Síntomas y formas

En el codo en realidad hay cuatro unidades distintas. La propia articulación del codo, es decir, la coyuntura entre el húmero (hueso del brazo), el radio y el cúbito (huesos del antebrazo). A continuación, una segunda articulación entre los dos huesos del antebrazo, situada por debajo del pliegue del codo, en el lado «pulgar» del antebrazo. Y, para terminar, y especialmente, hay dos falsas articulaciones. Se hallan situadas al final del brazo, en dos especies de promontorios óseos que llevan los nombres poco gráciles de epitócleo (en el lado del dedo meñique) y epicóndilo (en el lado del pulgar).

En estos dos relieves se encuentra un número increíble de músculos, los músculos que hacen mover la mano. También allí, nos encontramos en presencia de un auténtico batiburrillo de músculos,

Las 4 «articulaciones» del codo

EPITÓCLEO (y sus músculos)
① olecráneo (parte del cúbito situado detrás del húmero)
② radio
③ cúbito

De frente: EPICÓNDILO
(y sus músculos)
④ húmero

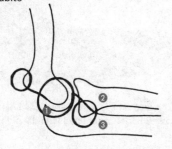

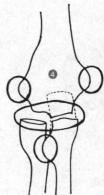

tendones y bolsas de deslizamiento, cuyo nombre científico es *bolsas sinoviales*.

Todo esto puede inflamarse, sobre todo en el lado del pulgar, provocando una epicondilitis, más conocida por el nombre inglés de *tennis elbow* (codo del tenista) porque es común en los jugadores de tenis. Pero no solamente: también se ven afectados los jugadores de golf o incluso la gente que realiza gestos profesionales concretos y reiterados: cesteros, telefonistas o simplemente el ama de casa que lleva una cesta demasiado pesada. El enfermo sólo padece el dolor en determinados movimientos, por ejemplo al girar el picaporte de una ventana, cuyo dolor muy agudo les hace soltarlo.

Causas

Las lesiones del codo están provocadas por un esfuerzo violento en mala postura, por un esfuerzo reiterado o incluso por una irritación nerviosa de los nervios de la zona.

Evolución

A menudo larga y cansina, supone una incapacidad siempre dolorosa, a menudo catastrófica en la vida profesional.

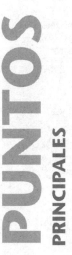

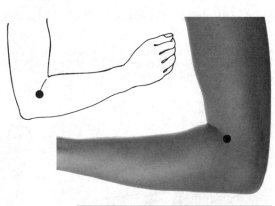

El punto principal está situado al final del pliegue del codo, en el lado del pulgar.

Tratamiento habitual

Como en otros tratamientos, analgésicos y antiinflamatorios, en particular la infiltración local de cortisona, reiterados, destruyen literalmente músculos y tendones.

Lugar que ocupa nuestra terapéutica

Ocupa un buen lugar, puesto que aquí, como en otros casos, resulta eficaz y no entraña peligro alguno.

Modo de empleo

Como en cualquier dolor, estimular enérgicamente hasta su desaparición mediante masaje o eléctricamente. Los chinos incluso inyectan en estos puntos sustancias calmantes.

En la afección crónica, epicondilitis por ejemplo, dos o tres estimulaciones de varios minutos al día deben asociarse con la movilización de la articulación.

PUNTOS ACCESORIOS

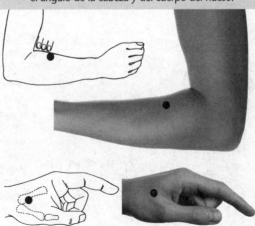

Dos puntos accesorios: uno, tres dedos por debajo del anterior, en el borde del antebrazo; el otro, en el dorso de la mano, en el ángulo que une el pulgar y el índice, contra el hueso que conduce a éste (segundo metacarpiano), en el ángulo de la cabeza y del cuerpo del hueso.

107

Dolor de mano

Definición

La articulación de la mano une en total 15 huesos (los dos huesos del antebrazo: radio y cúbito; los ocho pequeños huesos del cuerpo; y los cinco metacarpianos que conducen a los cinco dedos). Este conjunto óseo forma una especie de canalón, o, si se quiere, una especie de habitación de la que forma el suelo y cuyo techo está hecho de una auténtica tela formada por un gran ligamento: el ligamento anular del carpio. Por el canalón pasan los tendones y los nervios que van a los dedos.

Síntomas y formas

Existen por lo tanto dos orígenes muy diferentes de dolor de mano:

1) la artritis de la mano en que la articulación está afectada a menudo por una enfermedad inflamatoria como la poliartritis. Ésta provoca dolor, está hinchada y deformada;
2) y lo que se llama el *síndrome del túnel carpiano* que se traduce por dolores en la palma de la mano y sobre todo un entume-

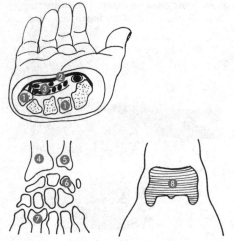

① los huesos
② gran ligamento del carpio
③ tendones y su funda
④ radio
⑤ cúbito
⑥ pequeños huesos del carpio
⑦ metacarpianos: huesos que conducen a los dedos y que constituyen la palma de la mano
⑧ gran ligamento en la piel

cimiento, un hormigueo, a veces un escozor de la mano y de los dedos, particularmente durante la noche. La mujer con frecuencia padece esta afección durante la menopausia.

Evolución

La artritis de la mano depende de la evolución general de la enfermedad. El síndrome del canal carpiano puede llevar meses o años de sufrimiento.

Tratamiento habitual

Los tratamientos antiinflamatorios generales se reservan para la artritis de la mano. El síndrome del túnel carpiano se trata en un primer momento mediante infiltraciones de cortisona. En caso de fracaso, se utiliza la intervención quirúrgica con sección del ligamento.

Lugar que ocupa nuestra terapéutica

Ésta resulta útil en la artritis de la mano, puesto que reduce el dolor y la inflamación. Es importante en el síndrome del canal carpiano, en donde puede evitar muchos tratamientos agresivos: corticoides o quirúrgicos.

PUNTOS **PRINCIPALES**

El primero está situado en el dorso de la mano, dos dedos por encima del pliegue de la muñeca, entre los dos huesos del antebrazo.

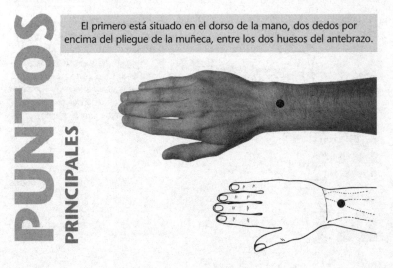

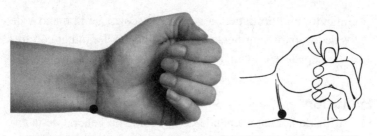

El segundo, al final del pliegue de la muñeca, en el lado del meñique.

Modo de empleo

Estimulad según la regla habitual: en caso de dolor agudo, hasta la desaparición del dolor. Si el dolor es crónico, son necesarios de dos a tres masajes de varios minutos al día. Los masajes, en particular en el caso del síndrome del canal carpiano, deben ser profundos y prolongados hasta la obtención de una sensación de adormecimiento en la mano. Ésta resulta más fácil de obtener mediante estimulación eléctrica.

PUNTOS PRINCIPALES

Debe añadirse un punto suplementario en el síndrome carpiano: éste se halla justo en medio del pliegue de la muñeca, en el lado palmar. Es preciso masajearlo muy fuerte y muy profundamente hasta el contacto con el hueso.

Dolor de dedos

Definición
El título basta por sí mismo. Varios dedos pueden verse afectados.

Síntomas y formas
Son en primer lugar los traumatismos y las infecciones los que a menudo afectan a estas partes del cuerpo tan mal protegidas.

Es preciso desconfiar de cualquier afección de los dedos, ya que todas pueden afectar gravemente a las estructuras más complejas (tendones, articulaciones, huesos) y a la vez cercanas a la superficie. La desatención de un simple uñero puede desembocar en un desastre. Lo mismo ocurre con las heridas, una pequeña puerta de entrada que puede causar daños profundos.

Pero, sobre todo, son los reumatismos los que afectan a los dedos; también aquí existen dos grandes variedades:

- Los reumatismos inflamatorios: los dedos son un lugar de elección de la poliartritis, que los retrae en forma de zarpas, de ahí el nombre de deformación en «ráfaga de viento».
- Los reumatismos degenerativos, dicho de otro modo, la artrosis, causan daños sobre todo durante la menopausia femenina. También aquí las articulaciones de los dedos se deforman, pero de forma diferente: aparecen nódulos dolorosos, sobre todo cuando se forman. El pulgar se ve especialmente afectado en su base.

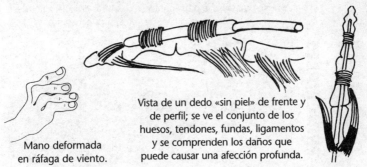

Mano deformada en ráfaga de viento.

Vista de un dedo «sin piel» de frente y de perfil; se ve el conjunto de los huesos, tendones, fundas, ligamentos y se comprenden los daños que puede causar una afección profunda.

Evolución

Siempre dolorosas, estas afecciones son una molestia considerable en los movimientos tan numerosos de los dedos. Esta molestia aparece primero en los movimientos suaves, durante el desarrollo de actividades minuciosas (el punto, la escritura, etc.); a continuación, poco a poco, la mano pierde fuerza y deja escapar los objetos.

Tratamiento habitual

A parte de los antiinflamatorios generales, la medicina química propone la infiltración local de cortisona. Ésta resulta muy difícil y dolorosa en las pequeñas articulaciones como las de las falanges.

Lugar que ocupa nuestra terapéutica

Da buenos resultados y siempre puede ser probada en primer lugar.

Modo de empleo

Masajear enérgicamente en caso de dolor agudo hasta su desaparición. Estimulad varios minutos, de dos a tres veces al día, en las afecciones crónicas.

PUNTOS PRINCIPALES

El punto principal está situado en el dorso de cada dedo, en medio de la primera coyuntura del dedo (la que se halla situada más cerca de la mano). Si varios dedos se ven afectados, estos puntos deben ser estimulados en el siguiente orden: 1, anular; 2, pulgar; 3, medio; 4, índice; 5, meñique. Por supuesto que pueden masajearse otros puntos en las otras articulaciones de los dedos o en la base de éstos, si es necesario.

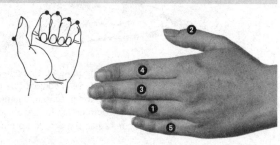

La ciática

Definición

Es un dolor que recorre, en toda su totalidad o en parte, el trayecto del nervio ciático, desde sus raíces hasta su extremo.

Síntomas

A menudo el dolor aparece tras un esfuerzo, una mala postura (levantar un peso) o simplemente tras un ataque de tos o un tropiezo. Éste reviste diferentes rasgos: escozores, punzadas, hormigueos, etc., que son las características propias del dolor de origen nervioso.

Pero puesto que el nervio ciático es también un nervio motor que hace mover la pierna y caminar, esta motricidad puede verse afectada. Nos podemos encontrar ante una ciática paralizante, siempre más grave, en que el miembro se vuelve flácido e impotente.

Formas

Aparte de esta doble afección sensitiva y motriz, el dolor puede estar más o menos extendido a lo largo del nervio. Así, ese enfermo no sufrirá sólo en la nalga o el muslo, sino incluso sólo en la pantorrilla o en el pie. Pero es preciso insistir en dos radiaciones diferentes que afectan a las dos ramas terminales del nervio: una va hacia el dedo gordo del pie; la otra, hacia el dedo pequeño del pie. Por lo tanto, tenemos dos tipos de ciática, y esta noción es importante, puesto que permite precisar el origen exacto, y por ende la raíz afectada.

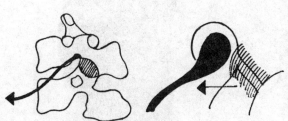

Posición relativa del nervio y de las vértebras
En cuanto hay desplazamiento de una vértebra sobre otra, se ve con qué facilidad el nervio puede ser «pellizcado»: es el proceso del esguince vertebral.

113

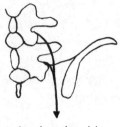

Las dos raíces del nervio ciático

En efecto, el nervio ciático, que es el nervio más largo y más grueso del cuerpo, nace de dos grupos de raíces superpuestas.

Por ejemplo, cuando la ciática afecta al dedo gordo del pie, la raíz a la que concierne es la que pasa entre la cuarta y la quinta vértebra lumbar.

Cuando el dolor va al dedo pequeño del pie, es la que pasa entre la quinta lumbar y el hueso sacro. Esto también es —como veremos— de una gran importancia para el tratamiento.

Causas

Aparte de los casos excepcionales (tumores, infecciones), la causa esencial de la ciática es objeto de debates: considerada duran-

El primero, constante, *que se debe estimular en todos los casos,* está situado en la nalga, detrás del extremo del fémur, el gran hueso del muslo. Para encontrarlo con facilidad, se tiende al enfermo sobre el lado sano. Se coloca la mano, con los dedos separados, en la nalga del enfermo, extendiendo el pulgar en la cresta ilíaca, la cresta en que termina la pelvis hacia arriba; con la mano doblada en el muslo, el dedo pequeño indica el punto situado detrás del fémur.

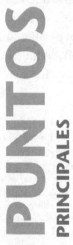
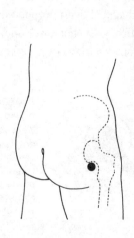
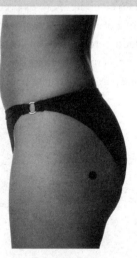

te mucho tiempo como debida únicamente a una hernia discal, es decir, de la pequeña almohadilla que separa las vértebras y que viene a comprimir la raíz, parece que se trata con mucha más frecuencia del desplazamiento de una vértebra sobre otra que pellizca el nervio y provoca dolor, parálisis, etc.

Modo de empleo

Puesto que, por definición, se trata de una afección aguda, convendría masajear enérgicamente hasta la desaparición del dolor. Repetir tan a menudo como sea necesario. Si el dolor persiste, es necesaria la estimulación eléctrica.

Los demás puntos son la aplicación de una vieja regla china que consiste en estimular los puntos terminales de los meridianos. Éstos dependen de la rama del nervio afectada:

a) Si se trata de la que va al dedo gordo del pie, uno de los puntos está situado en el extremo de éste, en el ángulo de la uña; el otro, en la base del dedo.

b) Si se trata de la que va al dedo pequeño del pie, los puntos son simétricos, en el ángulo de la uña y en la base del dedo pequeño del pie.

PUNTOS ACCESORIOS

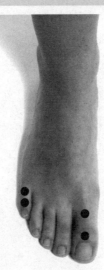
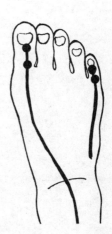

Evolución

Sin tratamiento, la ciática puede traducirse por un dolor breve y soportable. Pero también puede prolongarse durante semanas, e incluso meses, inmovilizando y alargando el martirio de quien por desgracia la padece. Poco a poco, el dolor se atenúa, pero a menudo persiste, por ejemplo, una molestia o un entumecimiento en el pie, y con frecuencia, la ciática reaparece tras un esfuerzo.

Tratamiento habitual

Éste es, hay que reconocerlo, pasivo. Se resume en reposar y guardar cama, infiltraciones de anestésico y de cortisona y calmantes: en resumidas cuentas, días de dolor y de incapacidad para trabajar. Y, a menudo, para finalizar, la cirugía que no siempre es una solución definitiva. En realidad, todo esto puede abreviarse con una manipulación vertebral bien hecha.

Lugar que ocupa nuestra terapéutica

Ésta ocupa un lugar notable, puesto que, además de su acción descontracturante y de relajación general, trata el dolor nervioso.

Enfermedades del pie y de los dedos del pie

Definición

Extraordinario ensamblaje de 23 huesos, encargado de soportar todo el peso del cuerpo, el pie y los dedos del pie pueden verse afectados por la enfermedad en partes separadas: esguince o fractura de un dedo, por ejemplo. Pero resulta muy raro que todo el pie no se vea afectado simultáneamente. ¿Por qué? Porque este órgano representa una unidad funcional sorprendente. Miremos juntos un pie de perfil; luego, de frente; fijaos cómo las cargas se reparten por igual entre la parte delantera y la trasera, entre el interior y el exterior; incluso la estructura íntima de los huesos participa en esta repartición.

Repartición de las fuerzas: el «trípode».

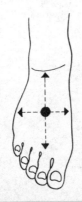

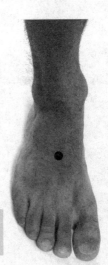

PUNTOS PRINCIPALES

El principal está situado justo en medio del dorso del pie, a media distancia de sus dos bordes.

Formas y síntomas

Además de las enfermedades habituales de los huesos y de las articulaciones, esguinces, fracturas, infecciones y reumatismos en el sentido amplio del término, sus deformaciones suponen dolor y problemas para andar.

Veamos cómo se presentan estas complicaciones:

• *En un principio*, dos malformaciones opuestas:
  –El pie plano por hundimiento de todas las articulaciones: todo el pie se apoya en el suelo.
  –El pie cavo en que, al contrario, la bóveda plantar está demasiado arqueada y el cuerpo se apoya sobre las puntas del pie como un gallo sobre sus espolones.

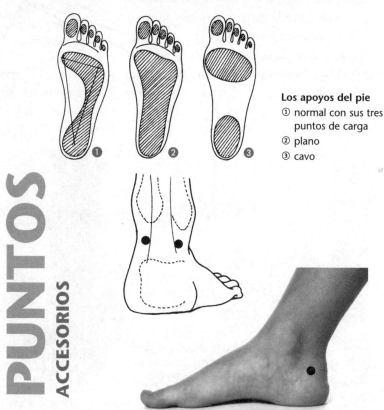

Los apoyos del pie
① normal con sus tres puntos de carga
② plano
③ cavo

PUNTOS ACCESORIOS

118

- *A continuación*, aparecen deformaciones. Primero son temporales, luego se asientan y repercuten en los dedos del pie. Éstos literalmente se tuercen: el dedo gordo, hacia el exterior (se llama *Hallux valgus*); el pequeño, hacia el interior; los otros tres se retraen formando garras y acaban rozando contra los zapatos creando callos, durezas y ojo de gallo, causa ellos mismos de dolores agudos.

Modo de empleo

Estimulad estos puntos detenidamente, a menudo basta, por ejemplo, con un simple masaje por la noche cuando os descalcéis. Relajaréis los músculos y los huesos se quedarán en su sitio. Añadid una manipulación activa de todas las articulaciones. Estirad los dedos del pie, doblad las articulaciones hasta oír un crujido simultáneamente con la estimulación de los puntos que hacen que las maniobras sean casi indoloras. Los resultados van a sorprenderos en unos días.

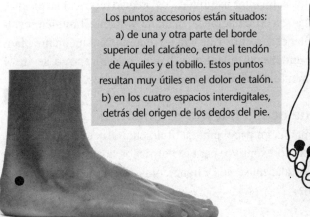

Los puntos accesorios están situados:

a) de una y otra parte del borde superior del calcáneo, entre el tendón de Aquiles y el tobillo. Estos puntos resultan muy útiles en el dolor de talón.

b) en los cuatro espacios interdigitales, detrás del origen de los dedos del pie.

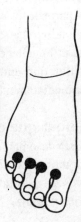

Ahora bien, el pie normalmente descansa sobre el trípode constituido por el talón, en la parte trasera, y por las bases del dedo gordo y del dedo pequeño del pie, en la parte delantera. Entre los dos
pilares de delante el pie forma una bóveda. Debido a estas deformaciones, dicha bóveda se hunde y el peso del cuerpo descansa
sobre la base de todos los dedos intermedios, que no están hechos
para eso. De ahí la deformación y los dolores resultantes.

Causas

En un principio, este desastre funcional puede deberse a una predis-
posición congénita, con músculos muy blandos o, por el contrario,
demasiado contraídos, que deforman de antemano, por así decirlo,
la estructura del pie, de ahí la importancia de andar lo más a menudo posible con los pies descalzos para regular el tono muscular.

Pero es preciso insistir sobre todo en las deformaciones adqui-
ridas debido al mal calzado, en particular el femenino. El peor za-
pato es el de tacón de aguja y punta estrecha. ¡Ah! Señoras, vo-
sotras que os sacrificáis por la elegancia, no tenéis ni idea de la
dolorosa cuenta que tendréis que pagar diez años después, cuando la deformación se haya fijado.

Tratamientos habituales

Aparte de los calmantes habituales, es preciso reeducar su pie mo-
viendo todas las articulaciones, mañana y noche. También resulta útil mantener y reconstruir una bóveda normal mediante plan-
tillas que enderezan el talón y hacen que el apoyo se lleve
inmediatamente detrás de los huesos desplazados.

Lugar que ocupa nuestra terapéutica

Ésta desempeña un papel tanto a título curativo, cuando se sufre,
como a título preventivo, para evitar daños anatómicos definiti-
vos. Al estimular músculos y ligamentos, nuestra terapia los tonifica y relaja.

Enfermedades de la cadera

Definición
Todo lo que puede afectar a la articulación de la cadera, la más grande y la más sólida del cuerpo, puesto que a la vez es la encargada de transmitir y repartir el peso del cuerpo hacia las piernas y de asegurar lo esencial para caminar.

Causa
Una articulación sometida a tales obligaciones debe tener una estructura impecable. La cadera puede verse afectada por cualquier enfermedad que afecte a las demás articulaciones: reumatismos, fracturas, etc.; pero la causa más frecuente de enfermedades de cadera se relaciona con las deformaciones de la articulación.

Si la examinamos, percibimos que la cadera está hecha de una especie de llave, la parte superior del fémur, el hueso del muslo, que penetra en una cerradura, la cavidad articulatoria de la pelvis.

El problema es que la llave sea muy grande y la cerradura sólo suficiente; que haya una malformación, una pequeña insuficiencia a este nivel y la coyuntura se deforme, volviéndose ineficaz; el cartílago se deteriora y de este modo se produce la enfermedad más frecuente de la cadera: la coxartrosis.

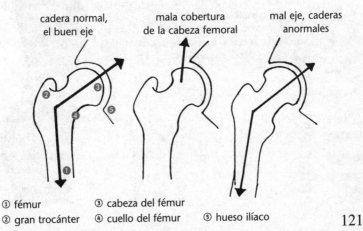

cadera normal, el buen eje — mala cobertura de la cabeza femoral — mal eje, caderas anormales

① fémur ③ cabeza del fémur
② gran trocánter ④ cuello del fémur ⑤ hueso ilíaco

121

Síntomas

Son esencialmente dos:

- En primer lugar, el dolor; pero ¡cuidado!, dicho dolor no siempre se sitúa en la cadera; la mayoría de las veces se irradia a la rodilla.
- A continuación, la cojera: en el adulto, ésta resulta evidente; en el niño, es preciso detectarla con suspicacia, pues el niño enfermo tiene tendencia a disimularla a menudo mediante una modificación de su forma de caminar.

La radiología permite precisar las lesiones.

Formas

Es importante saber si la deformación es congénita, si la coyuntura en el lado de la pelvis ya está de antemano malformada o viene provocada por un reumatismo que, desgraciadamente, la ha dislocado.

Evolución

Evoluciona hacia un empeoramiento con un andar cada vez más trabajoso, para llegar finalmente a la invalidez total. Sin embargo, esta evolución generalmente es extremadamente lenta.

PUNTOS PRINCIPALES

El punto principal está situado detrás del gran hueso de la cadera (gran trocánter, en términos científicos). Situamos el pulgar en la cresta ilíaca que limita con la pelvis al lado; con la mano cerrada en la nalga y detrás del hueso, el dedo pequeño indica el punto.

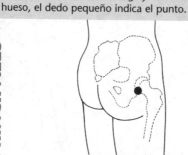

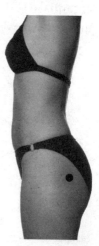

Modo de empleo

Aquí aconsejamos los diversos métodos, masaje y estimulación permanente. Los chinos utilizan la inyección de sustancias calmantes en los puntos.

Como siempre en las afecciones dolorosas, hay que utilizar dos modos de empleo, que por otra parte se complementan perfectamente: estimular enérgicamente hasta la desaparición en fase dolorosa, y masajear regularmente, quince minutos mañana y noche, para la prevención de las crisis.

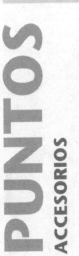

Los dos puntos accesorios pueden asociarse beneficiosamente: uno, justo en medio del pliegue de la ingle; el otro, en lo alto de la pierna, una mano por debajo de la rodilla, en el ángulo de la tibia, bajo la rótula.

PUNTOS
ACCESORIOS

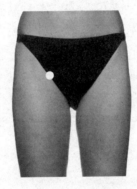

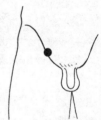

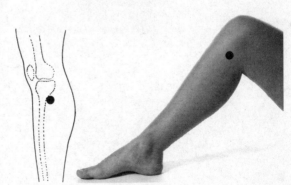

123

Tratamiento habitual

Ante todo es preventivo. Desde el nacimiento hay que procurar situar los huesos en buena posición colocando una especie de cojín entre las piernas del recién nacido.

Cuando los daños están demasiado avanzados, sólo la cirugía puede repararlos. La operación más eficaz es el trasplante total de la cadera que reemplazará la articulación al completo.

Pero los propios cirujanos procuran retrasar al máximo esta importante intervención. Además, cualquier método (kinesiterapia, analgésicos, etc.) que permita aplazarla es bien recibido.

Lugar que ocupa nuestra terapéutica

Siempre resulta útil, empleada aisladamente o asociada a todas las demás, sin que entrañe el menor peligro.

Enfermedades de la rodilla

Definición
Todo lo que pueda afectar a la articulación de la rodilla. Ésta reúne tres huesos: el fémur, la tibia y la rótula.

Causas
En primer lugar, en el campo de los *traumatismos*, donde los daños pueden ir de las fracturas a las simples contusiones, pasando por los esguinces de diferentes ligamentos (exteriores o interiores de la rodilla), más graves a menudo que las propias fracturas. La práctica de deportes violentos (fútbol, esquí, etc.) multiplica los accidentes. Un caso particular de la rodilla: la enfermedad del menisco, especie de riel situado en la meseta de la tibia.

A continuación, en el campo de las *enfermedades*. Cualquier «reumatismo» puede afectar a la rodilla: gota, reumatismos infecciosos e inflamatorios y, sobre todo, reumatismos degenerativos: la artrosis, que toma aquí el nombre de *gonartrosis* y que desvía y deforma la rodilla.

Y, finalmente, en el niño y el adolescente, los dolores de crecimiento, bajo el nombre científico de *epifisitis*, afectan muy particularmente a la rodilla. Hay que desconfiar siempre de los poco frecuentes pero terribles tumores óseos que sobrevienen a esta edad.

① fémur
② menisco
③ ligamentos cruzados
④ peroné
⑤ rótula
⑥ sinovia
⑦ tibia

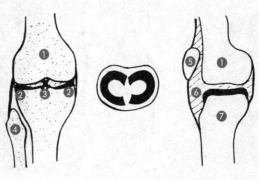

Síntomas

Hay tres síntomas principales:

- El *dolor*, más acentuado al caminar, sobre todo en las escaleras, al subirlas o todavía más al bajarlas.
- La *deformación* total o parcial de la articulación.
- El *derrame sinovial* —*hidartrosis*, en términos científicos—, es decir, del líquido interno de la coyuntura. Esta hidartrosis puede darse en toda la articulación, pero es particularmente importante en la rodilla.

Formas

Sea cual sea su origen, la afección de la rodilla puede ser global, caso más frecuente, o parcial, afectando sólo a un sector, la articulación de la rodilla y de la rótula, por ejemplo.

Uno *principal*, situado tres dedos por encima del ángulo exterior y superior de la rótula.
Tres *secundarios*: dos dedos a uno y otro lado de la punta de la rótula hacia abajo, uno en medio del borde superior de la rótula.

PUNTOS
IMPORTANTES

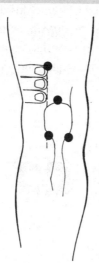

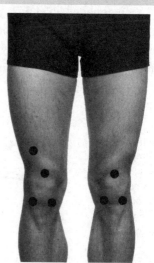

Una afección es específica de la rodilla, la luxación meniscal: uno de los dos meniscos, los «raíles» de la tibia, se desprende y se rompe.

El síntoma más significativo es el bloqueo de la rodilla cuando se estira la pierna. Por otra parte, es el mecanismo de la luxación meniscal: el puntapié al vacío del futbolista que falla el balón es el mejor ejemplo.

Una radiografía casi siempre resulta necesaria para determinar la terapéutica.

Tratamientos habituales

Por supuesto, para las fracturas se indican las intervenciones quirúrgicas y las escayolas. Pero también en los esguinces graves que son tan severos como las roturas y que ponen en juego el futuro de la articulación.

Lugar que ocupa nuestra terapéutica

Está perfectamente indicada en tres casos en particular: los esguinces de mediana importancia, las artrosis y los dolores de crecimiento.

Modo de empleo

Para el dolor de rodilla se indica particularmente una estimulación caliente o eléctrica. También aquí existen dos posibilidades: estimular fuerte y profundamente en caso de dolor hasta la desaparición de éste o estimular menos fuerte, pero cinco minutos de dos a tres veces al día, durante varios días a título preventivo.

Enfermedades del tobillo

Definición

Todo lo que puede afectar al tobillo, conjunto articulatorio de tres huesos: tibia, peroné y astrágalo.

Causas

La patología del tobillo resulta la mayoría de las veces traumática. Tras un choque directo o, más a menudo, tras un movimiento forzado del pie, algo cede: si se trata de un hueso, se produce una fractura; y, si se trata de uno o varios ligamentos, se produce un esguince. La radiografía muestra que las dos cosas frecuentemente van asociadas: fractura parcelaria asociada a un esguince o desgarro de ligamento que complica una rotura.

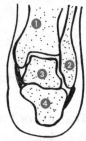

Tobillo
① tibia
② peroné
③ astrágalo
④ calcáneo

Vemos la importancia de los ligamentos que se desgarran en el esguince.

Síntomas y formas

Las fracturas y los esguinces pueden afectar a un solo hueso, a una sola parte de la articulación exterior o interior o al conjunto de ésta.

Evolución

El esguince del tobillo nunca se tiene que desatender. Además del dolor y la invalidez profesional más o menos larga que se deriva de una primera afección, un tobillo que se tuerce una vez tiene tendencia a recidivar, puesto que los ligamentos, auténticos amarres de la articulación, están desgarrados. De esguince en esguince, a menudo se llega, en particular en la mujer que lleva tacones, a un tobillo inestable constantemente hinchado y dolorido que trasforma a la desdichada que los padece en una auténtica inválida.

Tratamiento habitual

No existe ninguna regla general de tratamiento para los esguinces. Algunos casos precisan vendaje, e incluso escayola; otros, no. Algunos cirujanos dejan al enfermo en reposo. Otros le hacen andar enseguida; otros recomiendan unas veces aplicar agua caliente; otras, agua fría e incluso hielo.

Lugar que ocupa nuestra terapéutica

Muchos médicos se han convertido a la acupuntura por la rapidez espectacular de la acción de las agujas en los esguinces de tobillo. Así que, sea cual sea la modalidad, se tiene que probar siempre.

Modo de empleo

Convendría estimular desde el momento mismo del accidente los puntos, por ejemplo, diez minutos cada hora; a continuación, espaciar progresivamente a medida que el tobillo se deshincha. En los tobillos inestables por esguinces repetidos, una estimulación de cinco minutos mañana y noche tonifica los ligamentos y contribuye a espaciar las recaídas.

PUNTOS IMPORTANTES

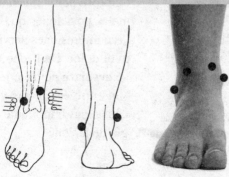

Los dos *principales* están situados en la punta de ambos tobillos. Se les añaden dos puntos accesorios en ambos lados de la pierna: el primero, en el peroné, tres dedos por encima del tobillo exterior; el segundo, en el borde trasero de la tibia, una mano por encima del tobillo interior, en una pequeña cavidad.

Tortícolis y dolor de nuca

Definición

La tortícolis representa un incidente agudo de bloqueo de la nuca. El dolor de nuca también puede ser más o menos crónico.

Síntomas

Son bien conocidos. Tras un movimiento en falso o simplemente al despertarnos, debido a una mala postura, el cuello está tenso, o, aún peor, ya no podemos girar la cabeza. Ésta está desviada, bloqueada y a veces incluso todo movimiento resulta imposible.

Causas

Existen afecciones graves de las vértebras: tumores, infecciones reumatismos. Hay que desconfiar también, en caso de que haya habido traumatismo (en particular un choque por detrás en coche, el famoso *efecto latigazo*), de una fractura vertebral. Motivo por el que una radiografía siempre resulta útil.

Pero en la inmensa mayoría de los casos, estamos ante el desplazamiento de una o varias vértebras (tras un choque o una mala postura repetida, las vértebras se desplazan una sobre otra bloqueando los nervios que pasan entre ellas).

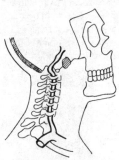

¿Y qué sucede con la artrosis? Se puede decir que la artrosis vertebral no es dolorosa por sí misma, sino que, por las malas posiciones que acarrea, favorece las compresiones nerviosas y por lo tanto el dolor. De hecho, una vértebra que se desplaza pellizca los nervios que pasan entre ésta y sus vecinas; ésta es la causa más importante de toda la patología de la zona.

Columna cervical: se ve el paso de la arteria vertebral a través de ésta.

130

Esto conlleva un dolor local, primero, y contracturas musculares, responsables del bloqueo del cuello.

Si se trata de una vértebra cervical alta, las dos primeras sobre la nuca, también puede haber dolores de cráneo, e incluso una migraña de un lado de la cabeza o bien difusa.

Si, por el contrario, es una cervical baja la que se ve afectada, los dolores descienden por la espalda y el brazo y, con frecuencia, van incluso hasta la mano: se trata entonces de una neuralgia cervicobraquial, más simplemente llamada —erróneamente además— *neuritis*.

En cualquier caso, pueden sobrevenir vértigos: el desplazamiento cervical es la causa más frecuente de vértigo, puesto que la arteria vertebral que va al cerebelo, centro del equilibrio, pasa a través de las vértebras y por lo tanto puede ser pellizcada por su culpa.

Tratamiento habitual

El tratamiento habitual se basa en calmantes y descontracturantes que alivian los efectos y no la causa. En realidad, el tratamiento fundamental de la tortícolis y el dolor de nuca es la manipulación vertebral, que vuelve a poner en su sitio la vértebra o las vérte-

PUNTOS PRINCIPALES

El *punto principal* está situado en el borde de la mano que prolonga el dedo pequeño, en prolongación de la línea del corazón contra el hueso llamado *quinto metacarpiano*.

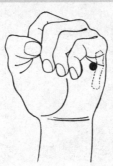
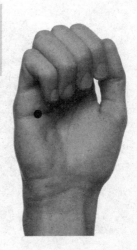

bras desplazadas. Pero dicha manipulación debe ser realizada por un terapeuta bien avezado, una vez descartadas las causas graves (fractura, tumor, etc.).

Lugar que ocupa nuestra terapéutica

Ésta es muy importante y se puede decir que la estimulación de nuestros puntos a menudo permite no sólo evitar todas las sustancias químicas analgésicas, sino que, además, al reducir las contracturas musculares, contribuye eficazmente a poner en su sitio de forma espontánea o no las vértebras.

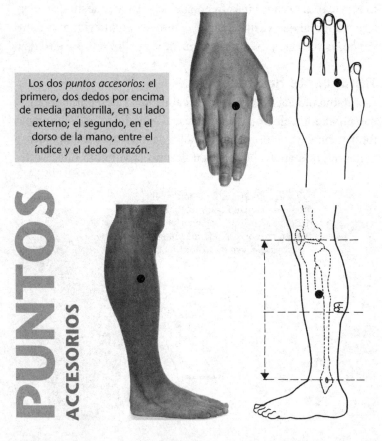

Los dos *puntos accesorios*: el primero, dos dedos por encima de media pantorrilla, en su lado externo; el segundo, en el dorso de la mano, entre el índice y el dedo corazón.

PUNTOS
ACCESORIOS

Modo de empleo

Como en todas las afecciones agudas, cuando se trata de una tortícolis, estimulad enérgicamente hasta la desaparición del dolor y repetid tantas veces como sea necesario. Esta estimulación puede realizarse de diferentes maneras, ya sea manual o eléctricamente.

En el dolor crónico, convendría estimular los puntos cinco minutos de dos a tres veces al día.

Dolor de espalda

Definición

«Me duele la espalda.» Es el quejido de la mecanógrafa, de la se-
cretaria, del pianista, del dentista, de todos aquellos que, en general, trabajan sentados e inclinados. A consecuencia de ello, estos
dolores afectan a la parte de la columna vertebral comprendida
entre la nuca y los lomos, «los riñones», en lenguaje corriente.

Síntomas y formas

Generalmente, es un dolor sordo y lancinante,
que sobreviene por la noche tras horas de trabajo. Más raramente, un dolor agudo que aparece bruscamente tras un esfuerzo violento (por
ejemplo, levantar un mueble). Estos casos se
llaman *dorsalgia*, por asimilación con el lumbago de la zona lumbar. Pero son mucho menos frecuentes.

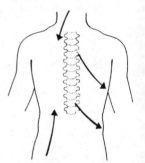

Dos falsos dolores
dorsales de origen
cervical y lumbar.

Causas

Siempre las mismas en la columna vertebral: el
desplazamiento de una vértebra tras un esfuerzo
en mala postura pellizca las raíces del nervio, aca-
rreando dolor y contractura en su trayecto.

Los nervios que parten de las vértebras dorsales superiores son los nervios intercostales: una
neuralgia intercostal o una punzada en el costado puede ser el síntoma de un trastorno dorsal.
En cambio, los nervios que salen de la columna
dorsal baja están bajo la piel del vientre y el dolor puede hacer creer entonces que se trata de una
afección del hígado o del estómago.

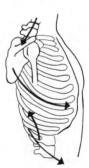

Dos tipos de
dolores irradiados:
intercostal y
abdominal.

A veces, otra causa de error es que el dolor de espalda procede o bien de la zona lumbar, o bien de la nuca a través de nervios que suben o bajan a lo largo de la columna. Es el caso del dolor de las mecanógrafas cuyo punto de partida es la nuca.

El tratamiento habitual

Se basa en el descanso, los analgésicos y a veces las infiltraciones de cortisona. La manipulación vertebral, el tratamiento más lógico, realizada por un manipulador competente, vuelve a poner las vértebras en su sitio y acaba con el dolor.

Lugar que ocupa nuestra terapéutica

Es útil, ya que seda el dolor, supone una disminución de la contractura muscular y permite una manipulación más fácil.

Modo de empleo

En caso de dolor agudo, estimulad enérgicamente hasta su desaparición. Para prevenir y aliviar el dolor de espalda crónico, estimulad el punto unos diez minutos mañana y noche.

PUNTOS PRINCIPALES

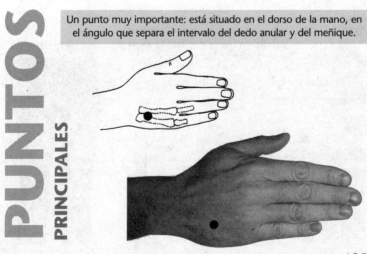

Un punto muy importante: está situado en el dorso de la mano, en el ángulo que separa el intervalo del dedo anular y del meñique.

135

Lumbago, lumbalgias, dolor y contractura lumbar

Definición

Decir «Me duelen los riñones» es una expresión corriente. En realidad, los riñones no tienen la culpa. Se trata de un problema de la columna vertebral baja o de la columna lumbar.

Síntomas

Son los síntomas habituales de molestias de la columna vertebral: dolor y limitación de los movimientos.

El dolor se halla a un lado u otro de la espina dorsal y desciende más o menos hacia a la nalga. Todos los grados van entre el dolor lumbar simple y la lumbociática que puede ir hasta el pie.

La limitación de los movimientos resulta evidente. El enfermo no puede agacharse, atarse los zapatos, etc., o, por el contrario, no puede enderezarse. A la vista, la espina dorsal aparece torcida en un sentido o en otro.

PUNTOS PRINCIPALES

Un punto muy importante, situado justo en medio del pliegue de la rodilla, en la parte de atrás.

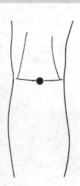

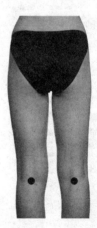

Formas

A veces, el enfermo empieza a padecer muy joven esta enfermedad, debido a un esfuerzo realizado en mala postura. Ha querido recoger algo, mover un objeto pesado, etc. Ha sentido una auténtica cuchillada en los riñones y se ha quedado bloqueado. Es el lumbago agudo, la *contractura lumbar*.

El enfermo está inmovilizado, ya no puede poner un pie delante del otro. Este incidente dura varios días, e incluso varias semanas. Luego, espontáneamente o mediante tratamiento, las cosas vuelven, poco a poco, a la normalidad.

Pero la mayoría de las veces el incidente vuelve a producirse; el enfermo se bloquea de nuevo, más o menos deprisa.

Y, de lumbago agudo en lumbago agudo, el enfermo se convierte en un *lumbálgico* crónico que sufre todo el tiempo —en particular, por la mañana al levantarse— y se bloquea de vez en cuando.

Modo de empleo

Estimular intensamente los puntos en caso de lumbago agudo mediante masaje o electricidad, intentando ponerse de pie. En la lumbalgia, son aconsejables las sesiones de diez a quince minutos, mañana y noche.

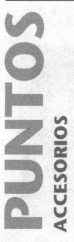

PUNTOS ACCESORIOS

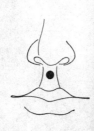

Uno situado en medio del labio superior, bajo la punta de la nariz.

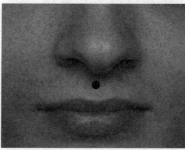

137

No imaginamos, además del sufrimiento personal, el perjuicio económico que suponen estos problemas. Es una de las causas más importantes de las bajas laborales y del déficit de los organismos sociales.

Causas

Para entender el mecanismo del lumbago, hay que tener presente en la mente la estructura de la columna vertebral a nivel lumbar.

Las vértebras están unidas una a otra por unos discos, una especie de amortiguadores que las separan. Los discos se componen de un perímetro rígido y de una parte central gelatinosa. La primera causa del lumbago es la *hernia discal*. A través de un desgarro de

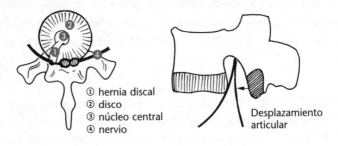

① hernia discal
② disco
③ núcleo central
④ nervio

Desplazamiento articular

El otro, bilateral, en una horizontal y dos dedos por detrás de la punta del tobillo interior, en un pequeño montículo óseo.

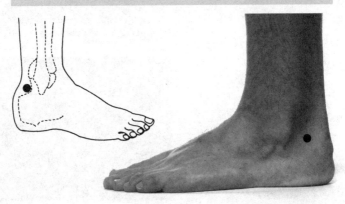

la funda, el núcleo semilíquido se desliza hacia atrás y viene a comprimir la raíz del nervio, provocando así el dolor.

Otra causa procede también de un esguince vertebral: una vértebra se desplaza respecto a otra y su parte trasera, la apófisis articular, pellizca el nervio.

Tratamiento habitual

Se basa esencialmente en reposo y calmantes. El enfermo se tiende en una cama dura, a veces incluso un yeso. Se asocian los calmantes y los descontracturantes ya sean generales o locales (infiltración de cortisona). En realidad, muy a menudo, una manipulación vertebral restablece la situación y suprime el dolor.

Se puede decir que la contractura lumbar es una enfermedad de nuestra civilización, en la que ya no hay ejercicios físicos normales: vamos de la cama al ascensor, del ascensor al coche o al metro, y de éste al sillón del despacho o a la máquina de la fábrica.

Lugar que ocupa nuestra terapéutica

Interesante, aquí como en otros casos, calma el dolor y atenúa la contractura de los músculos.

Digestión

Hemorroides y enfermedades del ano

Definición

Las hemorroides son la enfermedad más frecuente del ano. Al respecto, hay que disipar inmediatamente un equívoco: normalmente existen unas venas en el ano, que además lo rodean, se trata de las venas hemorroidales. Cuando éstas se dilatan, se convierten en hemorroides. Es decir, las hemorroides son varices del ano.

Síntomas y formas

Los tres síntomas esenciales son el dolor, la hemorragia y la supuración. El dolor es, en general, un dolor pesado y persistente, que aumenta al hacer de vientre. Es en ese momento cuando la hemorroide sangra, acompañando las materias fecales de un goteo de sangre roja. Entre dos defecaciones, el ano permanece húmedo debido a una supuración que a menudo produce escozor y desprende mal olor. Ésas son las hemorroides simples. Pero, en realidad, pueden verse afectadas por otras complicaciones.

En ocasiones, se forma un pequeño coágulo creando una trombosis hemorroidal, pequeña ampolla dolorosa que puede estar situada en el exterior o en el interior del ano. También, en ocasiones, las hemorroides se hinchan, es una *anitis*. A veces también éstas «salen» en bloque del ano creando el prolapso hemorroidal. Pero las hemorroides no constituyen —ni de lejos— todas las en-

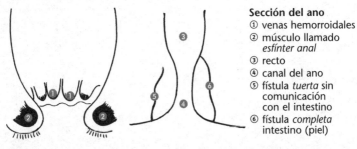

Sección del ano
① venas hemorroidales
② músculo llamado *esfínter anal*
③ recto
④ canal del ano
⑤ fístula *tuerta* sin comunicación con el intestino
⑥ fístula *completa* intestino (piel)

fermedades del ano. Sobre todo, hay que señalar además las fisuras y las fístulas anales.

Las primeras son una especie de corte horriblemente doloroso, a nivel mismo del ano. Las segundas, un pequeño orificio que supura situado frecuentemente incluso fuera del margen del ano y del que sale pus. La fístula puede ser la causa de gravísimos abscesos.

Por último, hay que desconfiar de cualquier manifestación anormal en el ano, tumores y cánceres, y saber consultar al especialista (su nombre científico es *proctólogo*), sobre todo cuando aparece este síntoma de alarma importante: hemorragias de sangre negra que sobrevienen entre las defecaciones.

En cuanto a los picores del ano, éstos pueden ser consecuencia de las enfermedades anteriores, pero también aparecer independientemente de éstas. En ese caso, sobre todo hay que pensar:

- en el niño, en los gusanos intestinales,
- en el adulto, en la diabetes.

Causas

Por lo que a las hemorroides se refiere, durante mucho tiempo se ha culpado al estreñimiento que, constriñendo las venas, las volvía varicosas. En realidad, parece ser que la diarrea es más responsable. Digamos que cualquier problema digestivo las puede desencadenar, así como cualquier obstáculo para el ascenso de la sangre venosa (el embarazo, por ejemplo). En cuanto a las fisuras y fístulas anales, sus orígenes son muy diferentes, las primeras generalmente se producen a consecuencia de un desgarro de la mucosa tras empujes demasiado fuertes: estreñimiento rebelde, embarazo; las segundas, por una anomalía de nacimiento que ha dejado que se formen pequeñas bolsas abiertas en la piel y a veces en el intestino.

Evolución

Las hemorroides evolucionan generalmente por accesos separados por intervalos de tranquilidad. Pero muy a menudo pueden

143

aparecer complicaciones con infecciones, o incluso abscesos, o si no la salida masiva de la masa hemorroidal: el prolapso, que precisa de medidas urgentes. Las fístulas y las fisuras también se infectan con mucha frecuencia.

Tratamiento habitual

El acceso hemorroidal se suele tratar mediante medicamentos llamados *flebotónicos*, es decir, que tonifican las venas, asociados a calmantes de la inflamación. Estos medicamentos se toman o bien por la boca, o bien sobre todo por vía local: pomadas o supositorios.

La trombosis hemorroidal: debe hacerse una incisión en la pequeña «ampolla» del ano, como si se tratara de un pequeño absceso; esto alivia inmediatamente.

Cuando los accesos están demasiado cercanos o las hemorroides son muy voluminosas, se tiene que recurrir a un tratamiento radical, o bien la esclerosis, es decir, la inyección en las hemorroides de productos que las resecan, o bien la intervención quirúrgica.

Las fisuras y fístulas tienen tratamientos específicos: inyecciones calmantes para las primeras y tracción con sonda para las segundas.

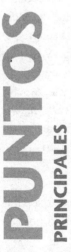

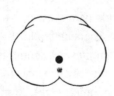

El primero está situado en la propia masa de los músculos de la pantorrilla, a media altura y media anchura de ésta. El segundo, único, se encuentra en la punta del coxis.

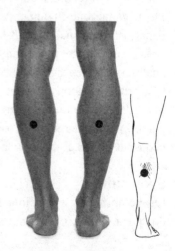

144

Modo de empleo

Masajear o estimular enérgicamente los puntos esenciales en caso de accesos agudos, hasta obtener un alivio completo. Si es necesario, repetir la estimulación al cabo de varios minutos.

La estimulación debe repetirse varios minutos, de dos a tres veces al día, en caso de afección crónica o de picores.

En cuanto al prurito anal, debido a su persistencia, a menudo provoca la desesperación de los enfermos… y del médico.

Lugar que ocupa nuestra terapéutica

A menudo calma muy eficazmente un acceso agudo. Permite aliviar una crisis de fisuras. Por último, empleada regularmente, espacia la repetición de accesos y a menudo es muy activa en el desesperante prurito anal.

El primero, único también, está situado en el labio superior, bajo la nariz; el segundo, en lo alto del cráneo (el punto más alto del cuerpo), en la unión de la línea mediana y de la línea que pasa por la punta de los dos pabellones de las orejas. Señalemos que este punto resulta importante para el prolapso hemorroidal.

PUNTOS ACCESORIOS

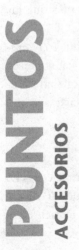

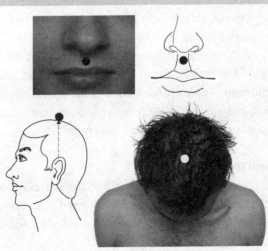

Estreñimiento y colitis

Definición

Ausencia de evacuación intestinal cotidiana, el estreñimiento es, según se dice, una auténtica enfermedad de nuestra civilización. «No todos mueren de eso, pero a todos les toca…» y resulta muy raro que todo el mundo no tenga —por lo menos durante ciertos períodos— episodios de estreñimiento. Pero el estreñimiento también entra en el campo más amplio de las «colitis», es decir, de las inflamaciones del intestino grueso.

Veamos qué hay que entender por ese término vago, empleado a menudo a tontas y a locas por la gastroenterología moderna.

Síntomas

Es preciso analizarse con detenimiento cuando uno cree padecer estreñimiento. Ante todo, ¿cuántas defecaciones al día se producen normalmente? Una, dos, esto es variable y depende de cada individuo. ¿Si uno no va todos los días, si va cada dos o tres días o con menos frecuencia? ¿Cómo son éstas? ¿Pequeñas, fragmentadas o, por el contrario, voluminosas? ¿Acaso se produce de vez en cuando una bajada diarreica? ¿Acaso hay síntomas que las acompañan como dolor o flatulencias?

Y, por último, y sobre todo, ¿el estreñimiento es nuevo o antiguo? Un estreñimiento que dura desde la infancia —aunque sea molesto— no es fundamentalmente grave, mientras que un estreñimiento de aparición reciente debe ponernos la mosca tras la oreja y hacernos buscar una causa precisa.

Formas

Es clásico oponer el estreñimiento atónico (el sujeto permanece ocho días, por ejemplo, sin hacer de vientre y sin notar malestar), al estreñimiento espástico (en el que hay dolor, episodios de diarrea, etc.).

146

En resumen, estas dos formas corresponden a dos estratos diferentes: el estreñimiento atónico proviene del ano; el espástico, del mal funcionamiento del intestino grueso, y por tanto de una colitis.

Causas

El estreñimiento atónico aparece —tal y como hemos dicho— junto a un «olvido» del ano, lo que se llama *disquesia rectal*. Ahí es donde se sitúan las causas llamadas de civilización: comidas irregulares en cuanto a las cantidades y a los horarios, demasiados alimentos «ricos», carnes, dulces, salsas, bebida insuficiente, ejercicio insuficiente; todo ello contribuye a embotar el reflejo de defecación, que el organismo acaba por olvidar. A esto se le añade todo un trasfondo psicológico: la ansiedad aprieta los esfínteres, la gente nerviosa tiende a quedarse con las heces como con todo lo demás. Freud construyó toda una parte de su teoría sobre la fase anal, cuyo franqueamiento representa uno de los estadios de la plenitud del ser.

Y, además, hay causas más prosaicas: a saber cuántos estreñimientos habrá creado la sustitución de los retretes «a la turca» por los retretes «a la inglesa» debido al abandono de una postura fisiológicamente más favorable.

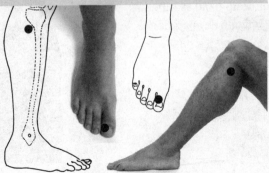

El primero está situado en el dedo gordo del pie, en el ángulo de la uña que mira hacia los otros dedos; el segundo, en el lado exterior de la pierna, cuatro dedos por debajo del pliegue de la rodilla, hacia abajo y delante de la pequeña cabeza del peroné.

PUNTOS PRINCIPALES

El estreñimiento espástico más bien se produce junto a una afección del intestino grueso, dicho de otro modo, de una colitis. El nombre de *colitis* es un cajón desastre en el que se esconden infinidad de causas dispares. Intentemos ver un poco más claro.

Las colitis pueden deberse:

- a un tumor benigno o maligno; siempre se debe pensar en esa posibilidad ante un estreñimiento reciente;
- a parásitos: amebas, cándidas, gusanos, etc.;
- o, cada vez más a menudo, a una auténtica intoxicación por antibióticos administrados en exceso o demasiado tiempo.

Pero, generalmente, las colitis son de origen nervioso. Llamadas *colitis espásticas* o *colopatías funcionales*, vienen a ser uno de los «espejos del alma», y las contracciones alternan con una disminución de la velocidad del tránsito, lo que explica el estreñimiento.

Evolución

Estreñimientos y colitis a menudo son los compañeros de toda una vida, con sus fases de mejora y sus fases de empeoramiento unidas a los percances de la existencia.

PUNTOS ACCESORIOS

El primero está en el vientre, a la altura del ombligo y a cuatro dedos a un lado y otro de éste.

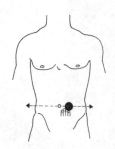

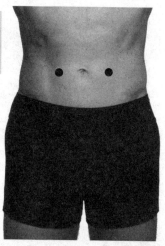

Pero de todas formas hay que saber que, aparte del fastidio que provoca no sentirse convenientemente «vaciado», cada vez se acusa más al estreñimiento de ser el responsable de dos grandes males del mundo moderno:

- los cánceres, sobre todo de intestino, debido a la irritación crónica de éste por heces estancadas;
- el colesterol, pues la digestión excesiva de materias lo libera en cantidad.

Tratamiento habitual

En primer lugar, lo que no hay que hacer: **tomar laxantes**. Éstos son la base de una de las enfermedades más extendidas del mundo actual: la enfermedad de los laxantes, que supone una pérdida en agua y en sustancias minerales que puede resultar en último extremo mortal.

En cambio, hay que considerar una modificación del tipo de vida, de alimentación, sobre todo la introducción de alimentos altos en fibra, de verduras y en particular de salvado, cuyo redescubrimiento ha representado un gran progreso terapéutico.

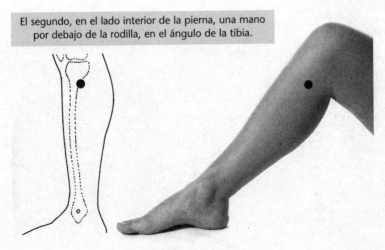

El segundo, en el lado interior de la pierna, una mano por debajo de la rodilla, en el ángulo de la tibia.

149

Lugar que ocupa nuestra terapéutica

Resulta particularmente valioso, en una enfermedad tan crónica e insidiosa, tener al alcance de la mano un método simple y eficaz: el nuestro. No dudamos en decir que, en este terreno, tiene que ocupar un lugar predominante. Permítanle al autor evocar la historia de una joven enferma de doce años que estaba afectada por una parálisis del recto, y a quien la estimulación regular de los puntos permitió una exoneración cotidiana.

Modo de empleo

Id al retrete a horas regulares y masajead enérgicamente el primer punto señalado.

Para reeducar el intestino, estimulad los diferentes puntos uno tras otro, dos minutos mañana y noche.

En las colitis dolorosas, el cuarto punto resulta particularmente eficaz y debe estimularse tres veces al día.

Vómitos, indigestión y crisis de hígado

Definición

El vómito es la expulsión de los alimentos y de las bebidas ingeridos por la boca, a contracorriente del sentido digestivo normal.

Síntomas y formas

¿Quién no ha tenido en su vida vómitos? Lo que generalmente no es más que un incidente a veces puede revestir un aspecto más grave, bien por su importancia: existen vómitos de varios litros de líquido en ciertas enfermedades como el cólera, que suponen una deshidratación aguda, una auténtica «desecación» del individuo; bien por su repetición: esto se ve sobre todo en los lactantes, pues algunos escupen gran parte del biberón, para desesperación de la madre; bien por su carácter: al lado de los vómitos habituales, alimentarios o biliosos incoloros o verdosos, puede

El primero está situado en el vientre, a medio camino entre el ombligo y el extremo inferior del esternón (el apéndice xifoides de los anatomistas).

PUNTOS
IMPORTANTES

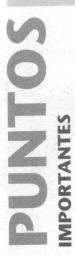
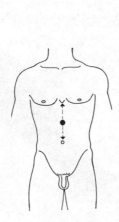
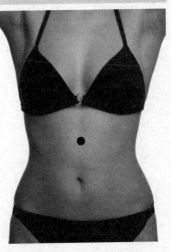

haber vómitos de sangre roja, vómitos negros de sangre digerida, cuyo significado siempre es grave.

Causas

Éstos son los casos que merecen un estudio atento, puesto que el vómito representa entonces un simple síntoma y un indicio de una enfermedad seria:

- ya sea de origen digestiva: úlcera, cáncer de esófago o de estómago, apendicitis, colecistitis, abdómenes agudos quirúrgicos;
- de origen general: infecciones, envenenamientos, urea, diabetes, en el niño la causa puede ser la acetona;
- o bien de origen nervioso en el sentido amplio, reflejo si se quiere: de este modo, los vómitos repetidos pueden ser un síntoma de meningitis o de problemas del equilibrio, o bien tener un origen psicológico, como en la anorexia mental, esa enfermedad de la adolescente que intenta adelgazar a cualquier precio.

Pero, por suerte, la gran mayoría de los casos no tienen nada que ver con estos oscuros orígenes, y se trata simplemente de una indigestión. Una buena indigestión no es más que un incidente pasajero tras una buena comilona un poco demasiado abundante;

El segundo, en el lado exterior de la pierna, una mano por encima del tobillo exterior: aplicad vuestra mano en este lado, el pulgar indica el punto.

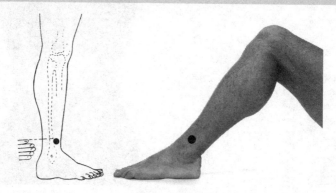

ésta se traduce por vómitos, a veces por fiebre: es el *embarazo gástrico febril*, famoso en la medicina militar.

¿Y la *crisis de hígado*? Pues, bien, simplemente no existe. Es una tradición francesa, y únicamente francesa. Bajo ese nombre generalmente se esconde una migraña, enfermedad hereditaria y alérgica. Es la cabeza la que provoca el dolor de hígado, y no al contrario.

Tratamiento habitual

Aparte del tratamiento de la propia causa, cada vez que éste es posible, actualmente existen potentes medicamentos que actúan sobre el propio síntoma del vómito. Desgraciadamente, dichos medicamentos a menudo adormecen, lo que, en el lactante en particular, no siempre está exento de inconvenientes. También es preciso procurar enderezar, en éste, los errores alimentarios. Y, en la indigestión, una buena dieta de veinticuatro o cuarenta y ocho horas basta para conseguir que las cosas vuelvan a la normalidad.

Lugar que ocupa nuestra terapéutica

Ésta actúa en casi todos los niveles:

- en los vómitos graves, puede ayudar a reducir las pérdidas de líquidos;
- en la indigestión, acorta la duración y la violencia de los síntomas,

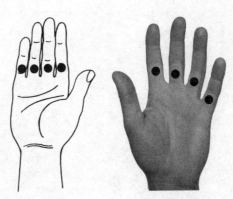

El tercero o más bien los terceros (en total hay ocho) son bastante sorprendentes. Estos puntos, de hecho, están situados en los dedos, en el lado palmar, a medio camino entre los primeros y los segundos pliegues de los cuatro últimos dedos, del índice al meñique.

153

- y hace un gran favor a la madre, quien de este modo puede mejorar la situación alimenticia de su bebé y hacerlo sin medicamentos.

Modo de empleo

En la indigestión del adulto, los dos primeros puntos son muy activos. Masajeadlos lenta y progresivamente, apretando cada vez más hasta la desaparición de las ganas de vomitar. Los últimos puntos (los de los dedos) son muy útiles en el bebé. Una vez haya terminado de tomar el pecho, la madre debe masajearlos con su dedos. El bebé hace su eructo y ya no regurgita más la leche.

Trastornos de la vesícula y de las vías biliares e infecciones

Colecistitis, cálculos, cólicos hepáticos

Definición

La vesícula biliar —esa pequeña bolsa que cuelga debajo del hígado— desempeña en la alimentación el mismo papel que una presa en la irrigación de los cultivos.

De hecho, el hígado fabrica constantemente bilis, pero la presencia de ésta sólo es necesaria en el momento de la digestión, de ahí la necesidad de un almacenamiento en un «órgano-embalse» que la retenga cuando ésta no sea útil y que la deje ir cuando sea preciso.

Este pequeño órgano es la vesícula biliar, la bolsa de hiel de los antiguos, que está unida al hígado y al intestino mediante un conjunto de canales complejos.

La patología de estos canales es casi idéntica a la de la vesícula biliar; así que puede ser estudiada como un todo con ella.

Síntomas

Las enfermedades de la vesícula biliar se traducen por tres grupos de síntomas: *fiebre*, *dolor* y *trastornos digestivos*, más o menos

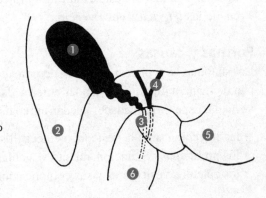

① vesícula biliar
② hígado levantado
③ canal colédoco
④ canal hepático
⑤ estómago
⑥ duodeno

155

asociados según los casos. En ocasiones se les añade un síntoma inconstante: un color amarillo de la piel o ictericia.

• La fiebre es generalmente muy irregular, con calmas y accesos de 40º C; esta fiebre se llama *pseudopalúdica*, porque evoca a menudo el acceso del paludismo, enfermedad tropical caracterizada por una sucesión de escalofríos, de temperatura elevada y de sudores abundantes.
• El dolor es de dos tipos principales:
 –o bien sordo, pesado, como si hubiera una piedra bajo las costillas;
 –o bien, por el contrario, muy agudo, que arranca gritos al enfermo, en forma de espasmos y de cólicos en la misma zona.
 Pero en ambos casos, los dolores tienen un elemento común. Suben por el lado derecho de la espalda y se alojan debajo del omoplato. La irradiación al omoplato señala el origen vesicular.
• En cuanto a los problemas digestivos, éstos son múltiples: diarrea o, por el contrario, estreñimiento, náuseas y vómitos; del mismo modo, muy a menudo, la aerofagia y las flatulencias son provocadas por una enfermedad de la vesícula.
• Y, finalmente, un color amarillo de la piel puede estar relacionado con una afección vesicular en un caso muy particular: cuando un cálculo acaba de obstruir el conducto de salida de la bilis, el colédoco; ésta es la causa principal, pero no la única, de las *ictericias por retención*.

Formas y causas

Los síntomas vesiculares que hemos descrito anteriormente se agrupan de manera diferente según las enfermedades que afectan a la vesícula. Estas enfermedades pueden agruparse en tres categorías:

• las infecciones de la vesícula o colecistitis,
• los problemas de funcionamiento vesicular o disquinesias,
• los cálculos vesiculares y sus complicaciones.

La colecistitis se debe a la invasión de la vesícula por los gérmenes intestinales. Éstas provocan los accesos febriles más importantes. En ocasiones, se trata de una colecistitis con supuración, lo que obliga a tomar medidas urgentes tanto médicas como quirúrgicas.

Las disquinesias son consecuencia de las malas contracciones del órgano, que, como cualquier músculo, debe contraerse para vaciar su contenido. Las contracciones pueden ser insuficientes o, por el contrario, excesivas, o ir alternativamente de un extremo al otro, caso más frecuente.

Pero el problema más importante es el de los cálculos biliares. Dichos cálculos se encuentran en todos los volúmenes y en todos los números posibles. Algunos son enormes, de varios gramos, y ocupan todo el interior del órgano; otros son minúsculos e innumerables, constituyendo el lodo biliar.

Además de los problemas de funcionamiento que éstos ocasionan, los cálculos pueden migrar a los conductos biliares provocando un cólico hepático, o bloquearse y producir una ictericia por retención.

Tratamientos habituales
Éstos se reparten entre terapéuticas médicas y quirúrgicas.

• Las colecistitis a menudo requieren un tratamiento masivo de antibióticos.
• Los cálculos y sus complicaciones eran hasta estos últimos años competencia exclusiva de la cirugía.

Desde hace poco, han aparecido productos que disuelven los cálculos en la vesícula, pero sólo si se trata de cálculos de colesterol, y dichos medicamentos no siempre se toleran bien.

En cuanto a las disquinesias, su existencia ha supuesto —si se puede decir así— la creación de un enorme mercado de productos farmacéuticos llamados *coleréticos*, que se ofrecen para incitar o

157

reducir las contracciones del órgano. En realidad, lo que convendría es un método que armonizara los movimientos de la vesícula, y los medicamentos difícilmente lo consiguen.

La crisis de cólico hepático precisa el uso de los calmantes más potentes en píldoras, supositorios o inyecciones.

Modo de empleo

En los trastornos leves, masajead regularmente al mediodía y por la noche unos diez minutos, en el momento de las digestiones. De este modo desaparecerán muchas dispepsias. En las crisis graves o dolorosas (cólicos hepáticos en particular), estimulad intensamente los cuatro puntos —sobre todo el último señalado— mediante todas las técnicas.

El primero está situado en el borde exterior de la pantorrilla, una mano por encima del tobillo, en el borde delantero del peroné; el segundo, también en el borde exterior de la pantorrilla, cerca de la rodilla, cuatro dedos por debajo del pliegue de la rodilla, encontramos un hueso pequeño, la cabeza del peroné, prolongada hacia abajo por su cuello. El punto está justo por delante de éste.

PUNTOS PRINCIPALES

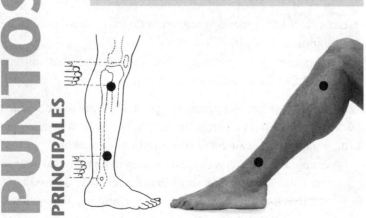

Lugar que ocupa nuestra terapéutica

Precisamente resulta valiosa por su papel de armonización, en todos los casos de disquinesias.

Pero también es capaz de tratar las formas muy agudas, en particular el cólico hepático.

El primero está en la espalda, a la altura de la cresta ilíaca, a tres dedos de la espina dorsal, en el lado derecho; el segundo, en la pierna, en la parte interior de ésta, una mano por debajo de la rodilla, en el ángulo formado por la tibia.

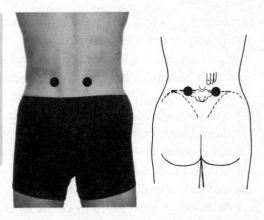

PUNTOS ACCESORIOS

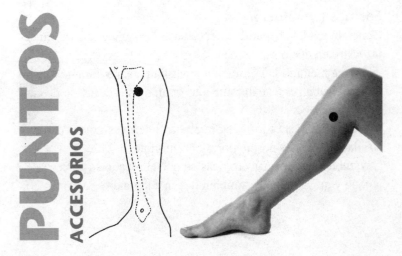

Hepatitis infecciosa e ictericia

Definición
Coloración amarilla de la piel y de los ojos, la ictericia se debe a un depósito de pigmentos biliares en estas partes del cuerpo.

Síntomas
La piel amarilla (ictericia, en términos científicos) es el signo más evidente de la enfermedad. Pero hay que señalar, en primer lugar, que no es el único: aparece junto con fiebre, picores, una decoloración de las heces y una gran coloración de la orina (color de cerveza negra).

A continuación, la piel amarilla no es sinónimo de hepatitis infecciosa. Otras enfermedades pueden provocar los mismos síntomas: ciertas anomalías sanguíneas, intoxicaciones y, sobre todo, la obstrucción de las vías biliares, los conductos por donde sale la bilis, debido a un cálculo por ejemplo.

Así que es preciso realizar siempre un examen cuidadoso para determinar el origen de la enfermedad.

Formas y evolución
Generalmente, la hepatitis infecciosa es benigna y se cura sin dejar rastro en dos o tres semanas.

Pero a menudo la coloración amarilla persiste durante mucho tiempo, y aún persiste durante más tiempo una sensación de cansancio intenso.

Además de esta forma habitual, hay ictericias graves caracterizadas sobre todo por hemorragias, mortales.

También hay formas crónicas en que el hígado se corroe poco a poco y que a menudo también llevan a la muerte.

Causas

Las hepatitis son afecciones víricas. Han sido objeto de intensos trabajos en los últimos veinte años. Ahora se sabe que son tres virus:

- El virus A, responsable de las hepatitis benignas y que se transmite a través del agua y de los alimentos contaminados.
- El virus B, causa del mayor número de hepatitis graves y cuya transmisión durante mucho tiempo se ha realizado a través de las transfusiones y las inyecciones (ictericia en la jeringuilla). Hoy, la transmisión frecuentemente es de origen sexual y la hepatitis B está considerada como una enfermedad venérea.
- Y, finalmente, el virus C, que se ha descubierto recientemente.

Modo de empleo

Estimular detenidamente los puntos durante diez minutos, de cinco a seis veces al día, hasta la mejoría de los síntomas.

Una vez que haya desaparecido la ictericia, convendría continuar estimulando los puntos durante al menos un mes para borrar las consecuencias de la hepatitis.

PUNTOS IMPORTANTES

Ambos están situados en la espina dorsal: el primero, debajo de la nuca, en la punta de la séptima cervical, primera vértebra saliente en la base del cuello; el segundo, en la punta de la vértebra dorsal que se encuentra al juntar la base de los dos omoplatos.

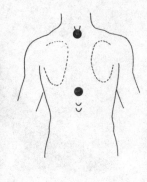
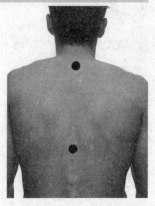

Tratamiento habitual

No existe ningún tratamiento químico para las hepatitis infecciosas. Por lo tanto, actualmente se llevan a cabo considerables esfuerzos para vacunar contra la hepatitis B en particular.

Lugar que ocupa nuestra terapéutica

En consecuencia, cualquier tratamiento susceptible de conseguir una mejoría es bien recibido. Uno de éstos es la estimulación de los puntos; por lo tanto, siempre debe probarlos mediante masaje o estimulación eléctrica.

El primero, situado en el lado exterior de la rodilla, delante de la cabeza del pequeño hueso palpable en este lugar, el peroné; los segundos, a uno y otro lado de la espina dorsal, dos dedos por debajo del segundo punto.

PUNTOS
ACCESORIOS

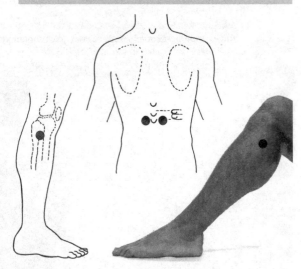

162

Diarreas

Definición

Es la evacuación de heces líquidas.

Síntomas y formas

Las heces pueden presentar características variadas:

- en primer lugar, respecto a su consistencia: pueden ser absolutamente líquidas o bien pastosas, tipo puré; en ocasiones, las heces son heterogéneas, líquidas y con fragmentos mezclados;
- después, respecto a su color: marrones, amarillas o verdes, pueden estar más o menos mezcladas con sangre, flema o grasa,
- y, finalmente, respecto a su evolución: una diarrea aguda tras una indigestión, episódica, no tiene nada en común con una diarrea crónica en que, día tras día, las heces son anormales.

El primero, en el borde del índice que mira hacia el pulgar, por delante de la primera articulación de este dedo; el segundo, en el lado exterior de la pantorrilla, diez centímetros por debajo del pliegue de la rodilla. Se puede considerar que este punto está en la unión del tercio superior y de los dos tercios inferiores de la pierna.

PUNTOS PRINCIPALES

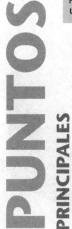

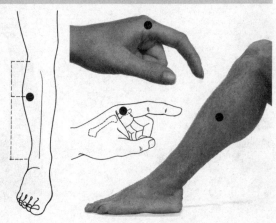

163

Causas

Las *diarreas agudas* casi siempre están relacionadas con una causa externa: intolerancia a un alimento o infección microbiana o parasitaria. Algunas de estas infecciones son muy graves, como las disenterías bacilares o amebianas.

Las *diarreas crónicas* están más a menudo relacionadas con problemas orgánicos en el páncreas, en el intestino delgado o en el intestino grueso.

Insistiremos muy particularmente en dos formas de diarreas crónicas:

- la primera se debe a dos enfermedades de origen desconocido, ambas caracterizadas por heces sangrantes: el rectocólico hemorrágico y la enfermedad de Crohn;
- la segunda está relacionada con la mala costumbre de tomar regularmente laxantes; éstos provocan las heces líquidas que vacían al individuo del agua y de las sales minerales del organismo. Una costumbre nefasta y peligrosa contra la que habría que ponerse en guardia.

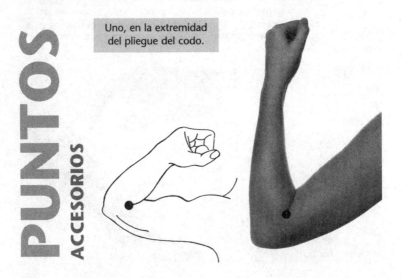

Uno, en la extremidad del pliegue del codo.

PUNTOS ACCESORIOS

Tratamiento habitual

Éste varía, claro está, según la causa de la diarrea. Antiinfeccioso o antiparasitario, si ésta se debe a una causa externa; si la causa es interna, más bien se propone regularizar el funcionamiento de los órganos. En los casos graves, es necesaria la rehidratación mediante gotero en el hospital.

Lugar que ocupa nuestra terapéutica

Ésta no tiene la pretensión de tratar las causas mismas de la diarrea, pero tiene un papel útil para:

- reducir las pérdidas de líquido,
- recuperar el funcionamiento intestinal.

Modo de empleo

Masajes enérgicos y reiterados, en caso de diarrea aguda, por ejemplo durante varios minutos cada hora; a menudo paran en seco las heces líquidas.

En cambio, en caso de diarrea crónica es mejor utilizar una estimulación reiterada, e incluso continua, mediante estimulaciones frecuentes.

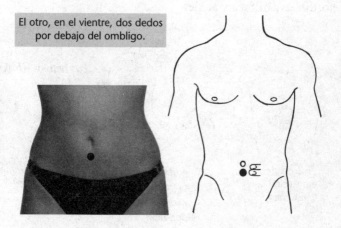

El otro, en el vientre, dos dedos por debajo del ombligo.

Dolor de estómago, gastritis, úlceras y aerofagia

Definición

Todo dolor cuyo origen es el estómago y, podemos añadir, la primera parte del duodeno, el *bulbo*, en términos radiológicos. Este dolor se nota generalmente en la boca del estómago, en términos científicos el *epigastrio*. Sin embargo, convendría señalar dos cosas:

- En primer lugar, que las afecciones de la primera parte del intestino delgado, llamada *duodeno*, y del píloro (zona fronteriza entre el estómago y el intestino) tienen prácticamente los mismos síntomas que las del propio estómago y pueden confundirse.
- A continuación, que un gran número de órganos del vientre, e incluso del pecho, pueden provocar dolor en el epigastrio: la vesícula biliar, el hígado, el páncreas y hasta el corazón y la pleura.

Por lo tanto, siempre hay que pedir la opinión de un médico para poder hallar la causa real.

Síntomas

El dolor de estómago se traduce siempre en los mismos síntomas: retortijones, ardores y acidez.

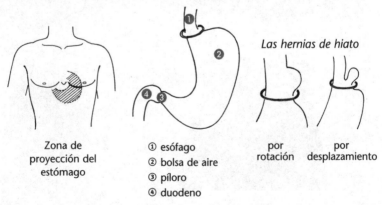

Zona de proyección del estómago

① esófago
② bolsa de aire
③ píloro
④ duodeno

Las hernias de hiato

por rotación   por desplazamiento

166

Además, tiene como características generales ir al compás de las comidas y aparecer o bien inmediatamente antes, cuando se está en ayunas, o poco tiempo después, cuando se digiere.

A menudo va acompañado de otros síntomas: eructos, náuseas, vómitos más o menos ácidos e incluso de otras manifestaciones en apariencia muy diferentes: crisis de asma, dolor de pecho, etc.

Causas

Hay cuatro causas principales: la úlcera, la gastritis, la hernia de hiato y el terrible cáncer de estómago. Únicamente los tres primeros, por supuesto, pueden ser competencia de una terapéutica médica.

La úlcera es un agujero en la pared del estómago, provocado por un exceso de ácido, por la angustia (se dice que antes de tener una úlcera en el estómago se tiene en la cabeza), o bien por medicamentos, como la cortisona o los antiinflamatorios.

Las gastritis son inflamaciones de la mucosa debidas a un mal funcionamiento del estómago o a una agresión de su pared por el tabaco, el alcohol, el café, los picantes, etc.

PUNTOS PRINCIPALES

El primero está situado cerca de la muñeca, en el lado palmar, justo en medio, tres dedos por encima del pliegue; el segundo, en el lado exterior de la pantorrilla, una mano por debajo del pliegue de la rodilla.

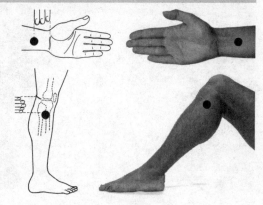

En cuanto a *la hernia de hiato*, su causa es una mala formación de la cavidad del vientre en su parte alta porque el músculo diafragma es de mala calidad. Debido a eso, una parte del estómago penetra en el pecho, lo que provoca problemas en su funcionamiento.

La multiplicación de las exploraciones modernas, en particular los controles directos mediante fibroscopio, muestra cuántas enfermedades de estómago, gastritis en particular, y desgraciadamente también cánceres, son más frecuentes de lo que se piensa.

Evolución

Por supuesto que no puede considerarse una evolución común para afecciones tan diversas. Señalemos simplemente que las úlceras pueden provocar graves complicaciones como las hemorragias y las perforaciones. Señalemos también que la úlcera de estómago (pero nunca la del duodeno) puede cancerar.

En cambio, las gastritis y las hernias de hiato convierten a los enfermos en eternos «maluchos» del estómago.

PUNTOS ACCESORIOS

El primero está situado en medio de la línea que une el ombligo con el extremo inferior del esternón (allí se encuentra una pequeña protuberancia que lleva el nombre científico de *apéndice xifoides*).

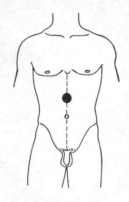
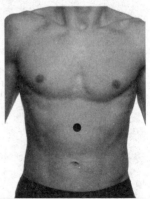

Modo de empleo

Para tratar una afección crónica, realizad estimulaciones reiteradas de dos a tres veces al día, quince minutos cada vez. En China, se utilizan incluso métodos de estimulación continua.

Tratamiento habitual

En la gran mayoría de los casos es medica y utiliza dos grandes tipos de medicamentos: los antiácidos y unos productos nuevos, antihistamínicos específicos del estómago.

Las operaciones quirúrgicas tienden a ser cada vez menos frecuentes, salvo en cánceres, en que resultan imperativas.

Lugar que ocupa nuestra terapéutica

Sea cual sea la importancia de los nuevos medicamentos, nuestra terapéutica conserva su sitio. En primer lugar, porque en la úlcera subsiste un problema: nunca se sabe cuándo se puede detener un tratamiento para evitar las recaídas, mientras que nuestros puntos resultan útiles, ya que pueden estimularse indefinidamente sin entrañar peligro alguno. Por otro lado, éstos alivian considerablemente los problemas digestivos adjuntos: ardores, flatulencias, etc.

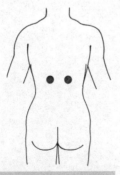

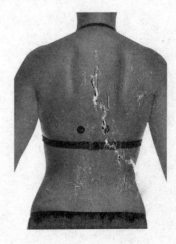

El segundo, en la espalda, a dos dedos a uno y otro lado de la espina dorsal, a media altura de ésta.

169

Circulación

Circulación venosa

Varices, piernas hinchadas, piernas pesadas, úlceras varicosas, periflebitis

Definición

La causa de estas enfermedades es un problema de la circulación *de retorno* de los miembros inferiores. Sabemos que el corazón envía la sangre a los tejidos por medio de las arterias, después ésta alimenta a los tejidos gracias a los vasos capilares y, finalmente, regresa al corazón a través de las venas. Los problemas de la circulación de retorno son, pues, esencialmente enfermedades de las venas.

Pero hay dos sectores en la circulación venosa de los miembros inferiores: uno profundo, escondido en los músculos, casi entre los huesos; y uno superficial, que serpentea bajo la piel.

El mayor problema que puede sobrevenir es la obturación de una vena, atascada por un coágulo: se trata entonces de una flebitis, de una flebitis profunda si ésta afecta al primer sector, o de una periflebitis o paraflebitis si afecta al sector superficial. Además de este problema agudo, existe una dilatación pasiva de las venas superficiales: son las varices.

De estas dos enfermedades nacen todas las complicaciones posibles: piernas hinchadas, piernas pesadas, úlceras varicosas, etc. Veámoslas una tras otra.

Síntomas y formas

La flebitis profunda sobreviene, en la gran mayoría de los casos, tras una intervención quirúrgica o un parto. Los médicos del siglo pasado describieron bien esta enfermedad: todo el miembro se hincha, volviéndose blanco y flojo, acompañado de dolor y fiebre.

En realidad, hoy en día no se alcanza semejante estado. Cuando aparece en un operado un pequeño dolor en la pantorrilla, un entumecimiento o una sensación de pesadez, hay que empezar el tratamiento para evitar esta evolución y sus complicaciones, entre las que se encuentra la temible embolia pulmonar.

Totalmente diferente es la periflebitis. Tras un choque o una llaga del pie, o también espontáneamente, aparece una placa roja en la pantorrilla, que no hay que confundir con un absceso. Pero, muy rápidamente, se forma un cordón venoso; la vena se endurece, se transforma en un cordel duro, rojo y doloroso. El coágulo se halla bajo la piel, en la parte alta del cordón.

Las varices aparecen primero en forma de varicosidad, fina arborescencia que se manifiesta por zonas en los muslos y las piernas. Luego sobreviene la propia variz; la vena, hasta entonces apenas visible bajo la piel, se hincha y se asemeja a una auténtica serpiente tortuosa a lo largo de la pierna y del muslo.

Esta fase está precedida de todo un pasado de sensaciones de «piernas pesadas», luego de hinchazón, de edema, dándose primero por la noche y luego todo el día. Desgraciadamente, a menudo va seguida de complicaciones múltiples: pigmentación ocre de la pierna, esclerosis anquilosante, auténtica bota de piel ceñi-

PUNTOS
ACCESORIOS

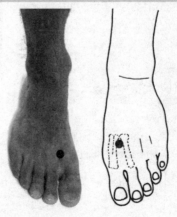

El primero está situado en el dorso del pie, en la prolongación de los dos primeros dedos.

173

da alrededor de la pierna, y, sobre todo, úlceras varicosas, pequeños agujeros situados generalmente por encima de los tobillos, a menudo horriblemente dolorosos y muy persistentes.

Causas

Las flebitis profundas están relacionadas con un problema de la coagulación, que como hemos visto crea el coágulo obstructor.

El mecanismo de las varices es más complejo. Para comprenderlo, es preciso tener en mente el mecanismo de la circulación de retorno, y por lo tanto la estructura de la vena.

La sangre venosa, de hecho, contrariamente a la sangre arterial, no tiene presión; el retorno al corazón sólo se puede realizar mediante los movimientos del miembro transmitidos a la vena. Pero, en consecuencia, la sangre también podría tanto avanzar hacia el corazón como volver a bajar hacia los pies. Para evitar ese reflujo, en las venas existen pequeñas válvulas que tienen como función imponer a la sangre un flujo obligatorio hacia el corazón.

El segundo, sobre la cara delantera del muslo. Con la pierna doblada, se extiende la mano sobre la rótula, el dedo corazón indicará el punto.

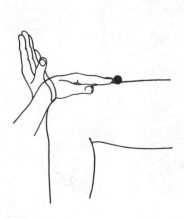
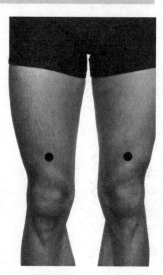

174

Cuando estas válvulas resultan insuficientes o están forzadas, entonces la sangre refluye, la vena se dilata y se vuelve varicosa provocando todas las complicaciones que acabamos de ver: piernas hinchadas, úlceras, etc.

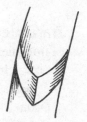

Válvula

Modo de empleo

La estimulación por masaje manual debe hacerse de manera reiterada, diez minutos tres veces al día, ampliando el tiempo en el momento en que se hincha la pierna. Puede probarse una estimulación reiterada mediante electricidad, particularmente por la noche.

El primero está situado en el pliegue del dorso del pie, contra el interior del tobillo; el segundo, en lo alto del pliegue de flexión del puño, en el lado palmar y en el lado del pulgar.

PUNTOS
ACCESORIOS

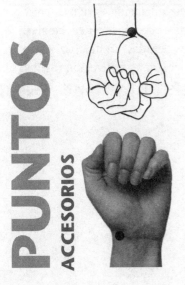

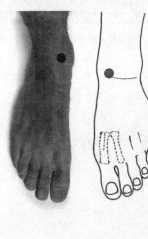

Tratamiento habitual

El tratamiento anticoagulante ha modificado la evolución de la flebitis, e incluso utilizado preventivamente en los operados, ha impedido su aparición.

Dicho tratamiento no es necesario en las periflebitis: éstas requieren la utilización de antiinflamatorios y la extracción quirúrgica del pequeño coágulo.

El tratamiento de las varices es más complejo; utiliza medicamentos vegetales y se le añaden dos técnicas más precisas: la extirpación quirúrgica de la vena y su esclerosis mediante inyecciones en la vena de quinina o de yodo.

Los dos métodos se asocian y se completan. Hay que saber que las esclerosis siempre se vuelven a hacer, puesto que se forman sin parar nuevas varices que todos los años por término medio van a esclerosarse.

Lugar que ocupa nuestra terapéutica

No está demasiado indicada en las flebitis profundas o superficiales, en las que tan sólo puede desempeñar un papel de apoyo.

Asimismo, actúa poco en la propia dilatación varicosa, pero, en cambio, sus efectos sobre sus consecuencias son excelentes, ya se trate de la sensación de piernas pesadas, de hinchazones o de edemas, e incluso de úlceras varicosas; su utilización regular supone mejoras importantes y desempeña un papel de prevención sustancial para evitar su aparición.

Hipertensión

Definición

Actualmente se admite que un sujeto adulto es hipertenso cuando su tensión arterial, tomada con el brazalete habitual, es superior a 16 centímetros de mercurio para la máxima y a 9 para la mínima, y esto tras tres tomas de tensión sucesivas.

Sabemos cómo se toman estas dos cifras: se escucha el ruido del paso de la sangre por la arteria situada por debajo del brazalete colocado en el brazo. Entonces se infla éste lo más fuerte posible, comprimiendo dicha arteria e impidiendo que la sangre pase por ella; a continuación, se desinfla progresivamente. El primer ruido de latido arterial percibido es la máxima, el último es la mínima.

Esta definición, por otro lado, requiere ciertas reservas: resulta bastante paradójico definir una enfermedad con ayuda de un aparato inventado por el hombre. Las demás, en efecto, se traducen por síntomas: dolores, problemas funcionales, etc. En cambio, la hipertensión es generalmente asintomática.

PUNTOS PRINCIPALES

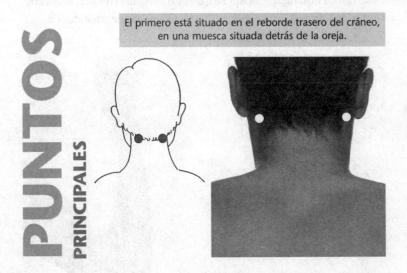

El primero está situado en el reborde trasero del cráneo, en una muesca situada detrás de la oreja.

177

Síntomas

En ocasiones, el enfermo es alertado por dolores de cabeza, problemas de visión, etc. Pero, generalmente, la hipertensión es «muda», y la descubre el médico en el transcurso de una revisión sistemática. Sin embargo, antes de afirmarlo, hay que practicar tres o cuatro tomas de tensión diferentes.

Formas

En realidad, están mal determinadas. Se distinguen las hipertensiones malignas, de evolución rápida y en las que la máxima supera el 30, por ejemplo. Y, en el lado opuesto, formas menores, subidas de hipertensión cuya naturaleza no está exactamente establecida.

Causas

Ciertas hipertensiones se deben a causas precisas: tumores de las glándulas suprarrenales, enfermedades graves de los riñones. Son excepciones. La mayoría de las hipertensiones llamadas *esenciales*, es decir, sin causa, en realidad se deben a problemas extremadamente complejos de ciertas hormonas o de productos cercanos que se encuentran en la sangre. El papel de estas sustancias (renina, angiotensina, aldosterona) es complejo y todavía se está estudiando.

El segundo, en el extremo exterior del pliegue de flexión del codo.

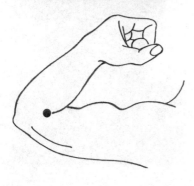
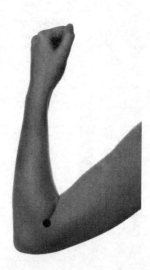

Modo de empleo

Puesto que se trata de una afección crónica, conviene utilizar:

- o bien una estimulación reiterada masajeando los puntos varios minutos, de dos a tres veces al día;
- o bien una estimulación continua mediante los medios que tengamos a nuestro alcance. Es cierto que la estimulación permanente mediante corriente eléctrica ha revolucionado la terapéutica de la hipertensión.

Por último, el propio estado psicológico del enfermo tampoco se debe menospreciar.

Evolución

Por todo ello, se concibe que las evoluciones sean muy diferentes. Una hipertensión maligna supone a buen seguro complicaciones cardíacas, cerebrales, oculares o renales.

No es algo seguro que se deban tratar las hipertensiones benignas. En cuanto a las hipertensiones «medias», las más frecuentes, el tratamiento debe adaptarse según cada caso.

PUNTOS
ACCESORIOS

El primero está situado en el ángulo formado en la prolongación del primero y del segundo dedo del pie.

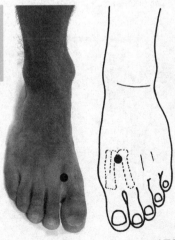

Tratamiento habitual

Cuando se debe tratar, se utilizan dos grupos de medicamentos de efectos diversos:

• Unos actúan vaciando el cuerpo de agua y sal: los diuréticos.
• Otros impiden que la tensión suba: los betabloqueantes.
• Y otros, finalmente, actúan sobre esas hormonas hipertensivas, de las que hemos hablado antes, inhibiendo su acción.

De todas formas, en la medicina clásica, el enfermo debe someterse a un tratamiento de por vida.

Esto resulta difícil de conseguir, puesto que el paciente no se siente enfermo y debe utilizar medicamentos, que no están desprovistos de inconvenientes de toda índole, siendo los más importantes los referentes a la impotencia sexual.

Lugar que ocupa nuestra terapéutica

Ésta es muy variable. Casi nula en las hipertensiones malignas, resulta muy interesante en las formas leves o pasajeras, e incluso en las hipertensiones moderadas, representa un complemento útil que puede reducir la ingestión de medicamentos.

El segundo, en el lado exterior de la pantorrilla, una mano por debajo del pliegue de la rodilla.

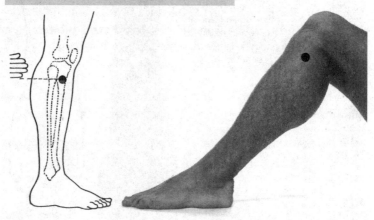

Insuficiencia cardíaca

Definición

Todos los estados en que el músculo cardíaco, bomba aspirante e impelente de la sangre en el organismo, ya no consigue efectuar su labor. Se trata, por regla general, de la evolución terminal de un gran número de enfermedades del corazón o de los pulmones.

Síntomas

Un cierto número de síntomas revelan casi constantemente el estado de insuficiencia cardíaca. Estos síntomas se explican por el depósito de sangre en diversas partes del organismo en que el corazón ya no puede bombearla. Se trata de partes del cuerpo que pueden, en suma, desempeñar el papel de un depósito, a saber:

- las piernas que se hinchan: es la hinchazón o el edema de los dos miembros inferiores;
- el hígado que aumenta de volumen, provocando a menudo problemas digestivos: se le llama, de una manera sugerente, *hígado acordeón*;
- los pulmones, por último, que pueden dejarse invadir de repente por la sangre, provocando el dramático edema agudo del pulmón, que requiere una terapéutica de urgencia; o bien dejarse obstruir progresivamente provocando una molestia respiratoria o disnea y expectoraciones, que incluso pueden hacer creer que se trata de una bronquitis.

En resumen, la tríada edema, hígado grande y disnea. Otros síntomas traducen el cansancio del propio músculo cardíaco.

- se embala para intentar compensar mediante la velocidad lo que la potencia ya no puede hacer: tenemos entonces la taquicardia;
- se agranda, se dilata: sobre todo resulta visible mediante radiografía.

Formas

Se acostumbra a distinguir la insuficiencia del *corazón derecho* (en que resulta afectada la parte del corazón que envía la sangre a los pulmones), de la insuficiencia del *corazón izquierdo* (en la que el resto del órgano falla). En realidad, la mayoría de las veces, la insuficiencia cardíaca es global.

Causas

Como ya hemos dicho, la insuficiencia cardíaca es la fase terminal de la evolución de enfermedades de los pulmones y del corazón.

En primer lugar, del *pulmón*, puesto que este órgano es una auténtica esponja de sangre. Si se produce una resistencia en el paso de esta sangre, el corazón realiza demasiado esfuerzo y se agota: desemboca en una insuficiencia cardíaca derecha y, a continuación, global. Es lo que sucede en caso de bronquitis crónica, enfisema, etc.

Luego, del *corazón*. Entre las enfermedades del corazón que conducen a la insuficiencia cardíaca, las más frecuentes son las enfermedades que afectan a las válvulas del corazón, el infarto de miocardio que hace que una parte del músculo cardíaco deje de funcionar o ciertas enfermedades del propio músculo (miocardiopatías).

PUNTOS PRINCIPALES

Está situado en la palma de la mano, en la línea del corazón; es el lugar donde con la mano doblada, el meñique toca la mano.

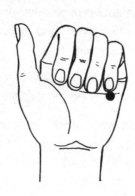
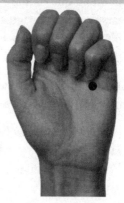

182

Modo de empleo

Puesto que se trata de una afección crónica, convendría estimular los puntos o bien de una forma continua mediante una estimulación permanente, o bien repitiendo la estimulación varias veces (un promedio de tres), de cuatro a cinco minutos al día.

Evolución

Sin tratamiento, resulta progresivamente mortal. Por suerte, las terapéuticas se han multiplicado desde hace algunos años.

Tratamientos habituales

Apuntan a dos objetivos:

- disminuir al máximo los líquidos del organismo para facilitar el trabajo de bombeo del corazón, de ahí el régimen sin sal y los diuréticos que, haciendo orinar, vacían los edemas;

El primero está situado cerca de la muñeca, en el lado palmar, tres dedos por encima del pliegue de ésta; el segundo en la espalda, a dos dedos de una y otra parte del extremo de la cuarta vértebra dorsal (cuarta saliente partiendo de la base de la nuca).

PUNTOS ACCESORIOS

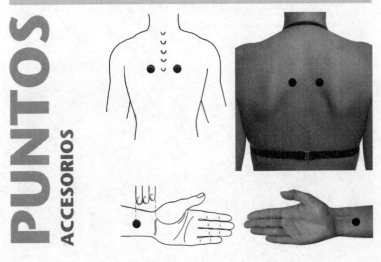

183

- tonificar el músculo del corazón, y, junto a la vieja y siempre útil digitalina, han aparecido nuevos productos, como los nitritos.

Lugar que ocupa nuestra terapéutica

Digamos antes de nada que es modesta. No puede tratarse más que de un complemento que, sin embargo, no entraña peligro alguno y es útil, puesto que puede ayudar a reducir la absorción de ciertos productos químicos.

Arteritis de los miembros inferiores

Definición

Síntoma en las arterias de las piernas y de los muslos de la enfermedad *ateromatosa*, la arteritis se debe a la obturación progresiva de estas arterias. En consecuencia, los músculos, la piel, etc., de esta parte del cuerpo ya no son irrigados y de ello se derivan graves consecuencias.

Síntomas

El primer síntoma —y durante mucho tiempo el único— de la arteritis es el dolor. Pero un dolor de una clase muy particular ya que sobreviene al caminar. El enfermo camina 100 metros, 200 metros y, de repente, siente un calambre doloroso en la pantorrilla que le obliga a detenerse. Tras un breve momento de reposo, el calambre desaparece y el enfermo puede continuar, aunque tendrá que detenerse de nuevo 100 metros más adelante. Este fenómeno es lo que se llama la *claudicación intermitente*. Y, cosa inusual, aparece junto a un enfriamiento de los pies: contrariamente a lo que le pasa al

PUNTOS

PRINCIPALES

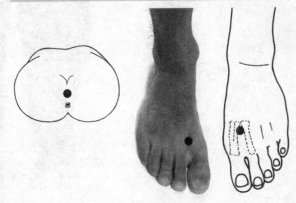

El primero está situado en un lugar de difícil acceso, inmediatamente detrás del ano; el segundo, en el dorso del pie, en el ángulo del primero y del segundo dedo del pie.

185

sujeto normal, cuanto más camina el enfermo, más helados tiene los pies, hasta el punto de volverse insensibles.

Formas

No hay formas demasiado particulares en la arteritis de los miembros inferiores, sino evolutivas. La constatación de una claudicación intermitente debe llevar a practicarse inmediatamente un examen médico. El simple hecho de palpar las arterias informa sobre su estado: normalmente, se sienten palpitar bajo el dedo, en lo alto del muslo, detrás de la rodilla, en el dorso del pie, etc. Pero sobre todo hay que recurrir a un examen irremplazable, indoloro y que no entraña peligro alguno llamado *Doppler*, que consiste en enviar ondas a lo largo de las arterias y estudiar su aspecto de regreso.

Causas

Como ya hemos dicho, es una manifestación de la enfermedad ateromatosa. Y esta enfermedad siempre debe hacer buscar dos causas esenciales: la diabetes y el tabaco. Si son la causa, la primera se debe tratar, y la segunda, eliminar.

El tercero, en la cara delantera del muslo, a una mano por encima de la rótula. Para encontrarlo, la palma de la mano se pone sobre la rótula y se dobla la mano hacia el muslo. El dedo corazón indica el punto.

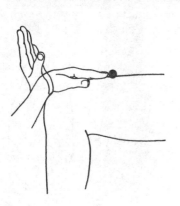
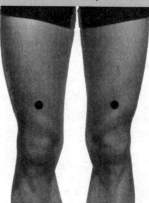

Evolución

La evolución de la enfermedad es —si no se toman medidas— dramática. El sujeto se ve obligado a reducir, cada vez más, su actividad. Se vuelve inválido, pero sobre todo los tejidos de las piernas se ulceran, se infectan y aparece la gangrena. Antaño, la arteritis era la causa más importante de amputaciones.

Tratamiento habitual

Afortunadamente, las terapéuticas actuales permiten evitar, en la gran mayoría de los casos, una evolución semejante. Unas son médicas. Además de la supresión del tabaco y la cura de la diabetes, si hay razones para hacerlo, el tratamiento médico comprende productos dilatadores de las arterias o fluidificantes de la sangre. Si estas terapéuticas no bastan, se llega a la cirugía: las cirugías generalmente hacen un «puente», es decir, pasan por encima de la zona obstruida con una especie de tubo de plástico. En los casos favorables, se pasa a la arteria una sonda provista de un pequeño globo que se infla en la constricción y que desatasca de este modo la arteria. Desgraciadamente, ésta se vuelve a atascar muy a menudo. Dichas operaciones consiguen auténticos milagros, pero siempre se trata de operaciones importantes y al enfermo se le debe realizar un seguimiento minucioso durante toda la vida.

Lugar que ocupa nuestra terapéutica

Ésta es adecuada porque supone una dilatación controlada de las arterias, desde luego no de aquellas que están completamente obstruidas, sino de las redes que subsisten y que pueden asegurar un aporte suficiente de sangre a las piernas durante mucho tiempo. Por lo tanto, debe asociarse sistemáticamente a las terapéuticas médicas. Es deseable seguir sus efectos para la mejora del estado (aumento de la distancia de andar) y repitiendo los Doppler.

187

Modo de empleo

Puesto que se trata de una afección crónica, convendría realizar estimulaciones frecuentes, varios minutos, de dos a tres veces al día, o utilizar una estimulación continua tal y como la hemos definido con anterioridad.

PUNTOS
ACCESORIOS

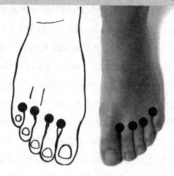

Estos puntos se encuentran en la base de los dedos del pie, en los intervalos que los separan.

Aparato urinario y aparato genital masculino

Enuresis, el pipí en la cama

Definición

Pérdidas involuntarias de orina nocturnas, en una edad en que el niño debe tener un control vesical.

Síntomas y formas

La continencia nocturna —es decir, el hecho de no hacerse pipí en la cama— se establece entre los dos y tres años. Se admite que pueda haber «accidentes» espaciados hasta la edad de cinco años.

Por eso es vano e incluso peligroso ser exigente con un niño más pequeño. Algunas madres son unas maníacas de la continencia y persiguen literalmente a su bebé para ponerlo en el orinal. Es una actitud poco razonable, susceptible de afectarle durante mucho tiempo.

Hay que señalar la existencia de dos tipos de enuresis. La que nunca ha terminado; el niño nunca ha controlado la micción: se la llama *enuresis primaria*. En el lado opuesto, existe el caso del niño que había controlado la micción de manera normal, pero que al cabo de dos o tres años se vuelve enurético: es la *enuresis secundaria*, y a menudo nos damos cuenta de que, repentinamente, después de un choque emocional (nacimiento de un hermano pequeño o de una hermana pequeña, separación de los padres, etc.), el pipí en la cama ha vuelto a empezar. Veremos que esto tiene su importancia para determinar las causas de la dolencia.

Es una auténtica dolencia: el niño se siente molesto y avergonzado delante de sus amiguitos; no puede ir con plena libertad de campamentos, a casa de los amigos, etc. Esto acaba por afectar a su el carácter y le hace sentirse muy desdichado.

Causas

En las enuresis existen dos grandes tipos de causas. Las primeras a las que hemos aludido son las causas psicológicas. Ciertamente, éstas siempre son muy importantes, el ejemplo citado con anterioridad es la prueba en particular en las enuresis secundarias.

En cambio, en las enuresis primarias, parecen prevalecer las causas orgánicas. La responsable es la vesícula, ya sea porque esté malformada, porque tenga contracciones demasiado fuertes o sobre todo porque —por razones desconocidas— ésta sea demasiado pequeña y no crezca al mismo ritmo que el niño.

Evolución

Es cierto que la enuresis no presenta en sí misma gravedad alguna… sino que simplemente se prolonga. Los años pasan, el enfermito y sus padres se desesperan.

A menudo hay que esperar a la pubertad para que todo se ponga en orden. En ocasiones, la dolencia se prolonga hasta la edad adulta, con todas las consecuencias sociales que eso puede conllevar.

Tratamiento habitual

De la exposición de las causas, resulta fácil deducir que el tratamiento comporta dos partes: una mental y otra orgánica.

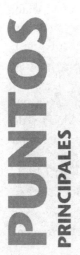

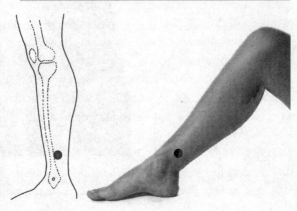

El primero está situado en el lado interior de la pantorrilla, una mano por encima del tobillo interno, en el borde trasero de la tibia, en una pequeña cavidad.

PUNTOS PRINCIPALES

191

El tratamiento psicológico sigue siendo el más importante. No es fácil de manejar. Se trata, en primer lugar, de educar o de reeducar los reflejos del niño, de hacerlo orinar a horas fijas durante el día, de levantarlo y, mejor aún, de *despertarlo* realmente, una o dos veces por la noche. Algunos pequeños instrumentos resultan muy útiles en el sentido de que despiertan al niño mediante un sistema de alarma activado por la orina.

Y, además, también hay que desdramatizar la situación tanto con el niño como con… los padres; hacerle y hacerles comprender que el pequeño no es ni anormal ni sucio ni culpable.

Todo ello requiere mucho tacto y perseverancia…

Desde hace poco, se utilizan medicamentos para la componente «orgánica» del síntoma. Se trata —cosa curiosa— de productos utilizados en los trastornos mentales, como la imipramina, pero que, aquí, tienen una acción sobre la motricidad de la vejiga.

Lugar que ocupa nuestra terapéutica

En una afección tan caprichosa y desconcertante, resulta difícil predecir con exactitud los resultados que se obtendrán en uno u otro caso.

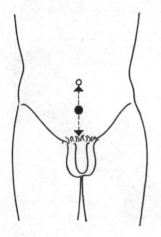
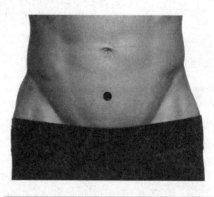

El segundo está situado en el vientre, a medio camino entre el ombligo y el pubis.

Una dilatada práctica médica permite decir al autor de este libro que los resultados favorables están alrededor del cincuenta por ciento, lo que no está nada mal.

Modo de empleo

Convendría estimular todas las noches, antes de acostarse, los puntos durante unos diez minutos. Hay que procurar obtener la sensación de adormecimiento en las zonas genitales.

En China, se utilizan incluso inyecciones de vitaminas o de extracto de placenta en los puntos.

El primero está situado en lo alto del cráneo, en la unión de la línea mediana y de la línea que pasa por los dos pabellones de las orejas; el segundo, en el lado interior de la pantorrilla, una mano por debajo de la rodilla, en el ángulo de la cabeza y del cuerpo de la tibia.

PUNTOS ACCESORIOS

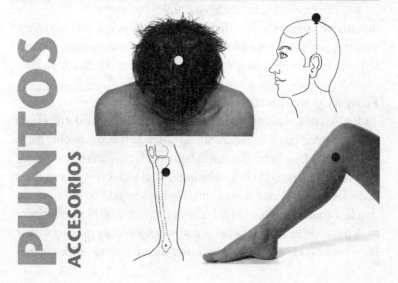

Cólicos nefríticos y cálculos

Definición

Dolor intenso que sobreviene generalmente de una manera repentina en el conducto urinario derecho o izquierdo, generalmente relacionado con el desplazamiento de un cálculo urinario.

En la gran mayoría de los casos, el dolor aparece súbitamente o se instala en pocos minutos.

Éste es intenso, terrible y su trayecto es típico. Partiendo de un riñón (no debemos olvidar que este órgano está situado más arriba de lo que se cree habitualmente, debajo de las costillas), el dolor desciende a la región lumbar y el vientre para terminar en las partes genitales —es decir, sigue el trayecto del uréter que conduce la orina del riñón a la vejiga.

El enfermo se retuerce de dolor, en vano intenta hallar una postura que le calme, pero ninguna le alivia.

A la enfermedad se le añaden múltiples problemas: digestivos (vómitos, gases, diarreas, etc.) y urinarios, más evidentes y menos evocadores: el enfermo tiene ganas de orinar constantemente y sólo le salen algunas gotas, en ocasiones mezcladas con sangre.

① riñón
② pelvis renal
③ uréter
(foco del dolor)
④ vejiga
⑤ uretra

Formas y evolución

Todos los cólicos nefríticos se asemejan. Tras horas de dolor, el enfermo se apacigua y sólo persiste un dolor de fondo parecido al de una magulladura. Pero, desgraciadamente, la mayoría de las veces, el dolor se reanuda con la misma intensidad y las crisis se van a suceder hasta que el cálculo responsable haya bajado de la vejiga, de donde a continuación es expulsado con más facilidad al exterior.

A pesar de la violencia del dolor, es mejor una crisis seca, que hace avanzar el cálculo, que las crisis menos severas en las que el

194

uréter y luego los conductos urinarios superiores se dejan disten-
der, poniendo en peligro el propio riñón.

Causas

Como hemos visto, el cólico nefrítico, en la inmensa mayoría de
los casos, se debe a la migración de un cálculo urinario a lo largo
de todo el uréter.

Los cálculos se forman en la pelvis renal, ese depósito que contiene la orina, por múltiples razones, no todas las cuales están determinadas: la orina del enfermo tiene una cantidad demasiado elevada de sales minerales y éstas se desprenden, algo así como el agua
con demasiada cal que se deposita en las tuberías. Al principio, los
cálculos son pequeñísimos, constituyendo arenilla o lodo urinario;
a continuación, los pequeños cristales se aglomeran y se acaban ob-
teniendo auténticas piedras, de formas y dimensiones variadas.

La naturaleza química de estas piedras cambia; según el caso,
se puede estar ante una *litiasis* (es el nombre científico de la enfermedad) úrica, cálcica, oxálica, cistínica o magnésica, lo que reviste importancia desde el punto de vista del tratamiento.

PUNTOS PRINCIPALES

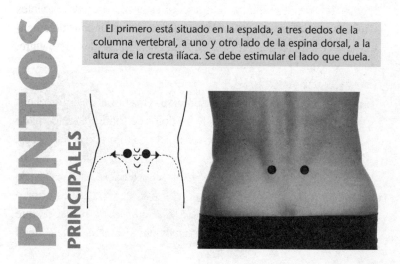

El primero está situado en la espalda, a tres dedos de la
columna vertebral, a uno y otro lado de la espina dorsal, a la
altura de la cresta ilíaca. Se debe estimular el lado que duela.

Tratamiento habitual

En la crisis de cólico nefrítico, el tratamiento es esencialmente médico. Hay que aliviar imperiosamente el dolor y hay que intentar hacer pasar el cálculo.

El calmante más potente es la morfina; pero, desgraciadamente, ésta puede provocar espasmos y se corre el riesgo de bloquear el cálculo en el uréter haciendo que éste se contraiga.

Por lo tanto, es mejor utilizar los productos antiespasmódicos por cualquier vía: comprimidos, supositorios, inyecciones sobre todo intravenosas. A veces, el médico incluso se ve obligado a poner un gotero intravenoso con el fin de detener una crisis atroz e interminable.

La cirugía sólo puede actuar en caso de un cálculo bloqueado desde hace tiempo y que, como ya hemos visto, pone en peligro el riñón. Incluso puede ir precedida de un intento de extracción por sonda, pero se trata siempre de una intervención difícil.

Lugar que ocupa nuestra terapéutica

Su lugar es realmente importante. La experiencia prueba que la estimulación de los puntos a menudo resulta más eficaz que los

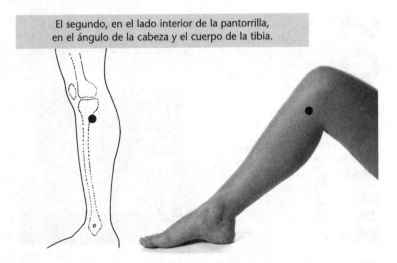

El segundo, en el lado interior de la pantorrilla, en el ángulo de la cabeza y el cuerpo de la tibia.

196

medicamentos más potentes y todos los acupuntores recuerdan a enfermos a los que una perfusión intravenosa no les aliviaba y para los que la aplicación de algunas agujas supuso la desaparición casi inmediata del dolor.

Modo de empleo

Muy enérgico en la crisis dolorosa. Masajear profundamente o utilizar agujas largas, o incluso un estimulador eléctrico, hasta la desaparición del dolor. Los chinos incluso practican inyecciones de productos calmantes.

Si el cálculo está bloqueado, es importante utilizar el primer punto señalado aplicando presiones del dedo, o incluso choques reiterados con un objeto algo pesado, tipo un martillo de reflejos, para obtener si es posible el «desenganche» del cálculo.

El primero, en la parte trasera de la pantorrilla, justo en medio de ésta, entre las dos masas carnosas llamadas gemelos; el segundo, detrás del tobillo interno, dos dedos por encima del calcáneo.

PUNTOS ACCESORIOS

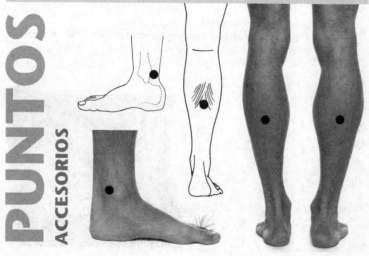

Impotencia

Definición
Se trata, en el hombre, de la incapacidad de tener relaciones sexuales normales.

Síntomas y formas
En resumen, las cosas pueden suceder de tres maneras:

- El sujeto no siente deseo alguno.
- El pene permanece flácido y no permite la penetración. Se trata de un problema de erección.
- O el sujeto eyacula demasiado rápido: se trata de una eyaculación precoz que impide una relación satisfactoria.

Causas
Es tentador evocar como base de la impotencia un problema en la secreción de las hormonas masculinas. En realidad, en contadas ocasiones son éstas la causa. La impotencia a menudo es psicológica. Casi siempre en caso de falta de deseo o de eyaculación precoz,

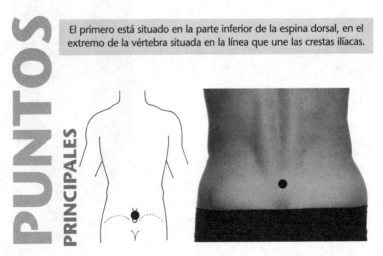

El primero está situado en la parte inferior de la espina dorsal, en el extremo de la vértebra situada en la línea que une las crestas ilíacas.

PUNTOS PRINCIPALES

pero —y eso es un hecho nuevo— menos corriente en caso de problemas de erección.

En estos casos, de hecho, se ha descubierto que con más frecuencia había una afección de los vasos que aportan sangre al pene, ya que los mecanismos de la erección dependen de los vasos y, sobre todo, de las arterias. Es en ese preciso momento cuando éstos se dilatan colmando el órgano de sangre. Así que si los vasos son insuficientes o cuando éstos están obstruidos, todo el proceso queda bloqueado. Motivo por el que los cirujanos apuestan por operaciones cada vez más audaces, con la finalidad de:

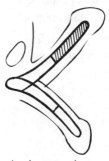

Implante en el pene: la introducción del líquido realiza una erección artificial

• desobstruir la arteria afectada;
• llevar sangre al pene de una arteria exterior a éste, pero sana, realizando lo que se llama un *puente*;
• o, por último, colofón de la audacia, colocar una prótesis, es decir, un cuerpo ajeno, en el pene, que recupera entonces su rigidez. Y para que la imitación sea completa, las prótesis fijas —utilizadas al principio— han sido

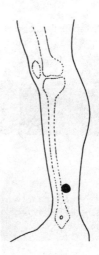

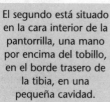
El segundo está situado en la cara interior de la pantorrilla, una mano por encima del tobillo, en el borde trasero de la tibia, en una pequeña cavidad.

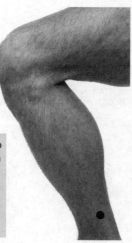

sustituidas ahora por prótesis inflables, mediante la instalación de un fluido que se vacía a voluntad.

Tratamiento habitual

Todo este juego en el plano físico y psicológico reclama médicos sagaces y, desde hace algunos años, ha aparecido un nuevo cuerpo de especialistas: los sexólogos, que deben dominar el manejo de las técnicas quirúrgicas más avanzadas así como el estudio de la psicología más perspicaz, no sólo del individuo, sino también de la pareja en cuestión; pues la vida sexual, con la función reproductora que se deriva de ésta, atañe a las capas más profundas de la personalidad. ¿Acaso no construyó Freud a partir de ésta su concepción de la vida mental? Muchos siglos antes que él, la energía sexual ya representaba para los chinos una de las fuentes de la energía vital.

Lugar que ocupa nuestra terapéutica

Enfrentados desde hace milenios a este problema, los chinos se volcaron en él prestándole toda la atención. De este modo dieron

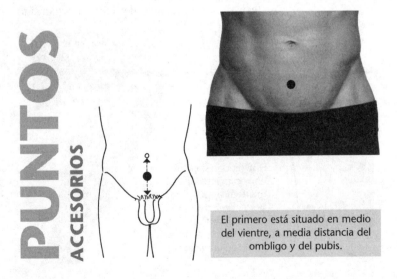

PUNTOS ACCESORIOS

El primero está situado en medio del vientre, a media distancia del ombligo y del pubis.

200

con puntos eficaces. Por descontado, en un terreno tan fluctuante, ningún resultado se puede garantizar. Pero la inocuidad y la simplicidad del método merecen su utilización privilegiada. Así pues, hay que ser perseverante, más aún cuando, aquí como en cualquier otra enfermedad, ésta puede asociarse a cualquier otra terapéutica.

Modo de empleo

Convendría utilizar los puntos uno tras otro estimulándolos de una manera moderada, de cinco a quince minutos, mañana y noche, manualmente, con una aguja o con corriente eléctrica, durante diez días consecutivos.

Tras una semana de reposo, convendría repetirlo, y así sucesivamente, de una manera casi continua.

Los chinos utilizan incluso la inyección de vitaminas o de hormonas masculinas en los puntos.

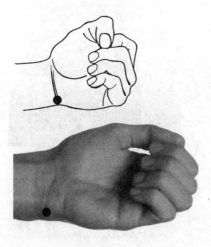

El segundo, en el pliegue de la muñeca, en el extremo situado en el lado del dedo meñique.

Infecciones urinarias, cistitis y pielonefritis

Definición

Se entiende por *infecciones urinarias* las infecciones de las vías conductoras de la orina que son, de arriba abajo, la pelvis renal, el uréter y la vejiga.

Las infecciones del conducto terminal están excluidas en esta definición. ¿Y las del riñón?, me preguntaréis. Las infecciones del riñón son muy poco frecuentes y cuando se habla de *nefritis* —lo que etimológicamente querría decir «infección del riñón»— no se trata de una auténtica infección, sino de una inflamación de naturaleza bien diferente.

En cambio, la infección de las vías urinarias puede comportar por consecuencia una destrucción del riñón; motivo por el que estas infecciones son tan peligrosas, puesto que a menudo evolucionan sigilosamente.

PUNTOS PRINCIPALES

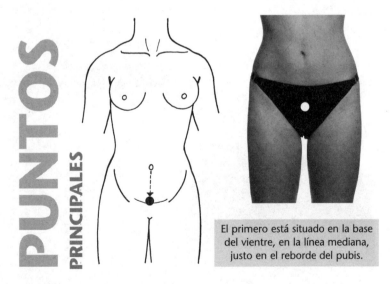

El primero está situado en la base del vientre, en la línea mediana, justo en el reborde del pubis.

202

APARATO URINARIO Y APARATO GENITAL MASCULINO

Síntomas y formas

Las infecciones son de naturaleza diferente según el nivel afectado. Cuando se trata de una afección de la parte alta del aparato urinario (pelvis renal y uréter), se habla de *pielonefritis*; la afección de la vejiga es una *cistitis*.

Y, en cada caso, la enfermedad varía según el sexo y la edad.

Las pielonefritis siempre son infecciones severas; éstas pueden ser agudas, con fiebre elevada, escalofríos intensos, dolores lumbares; o pueden ser crónicas con un aspecto mucho menos espectacular: fiebre baja y algunos escozores al orinar.

Esta forma es perniciosa sobre todo en el niño, pues no hay nada que atraiga la atención hacia la orina. De ahí, la obligación imperiosa de realizar un análisis de orina en un lactante que presente una fiebre cuyo origen no sea evidente.

A cualquier edad, hay que buscar una causa para esta infección que se manifiesta con un «embalse». En el adulto, este embalse puede deberse a un cálculo o a una constricción del uréter.

① riñón
② pelvis renal
③ uréter
④ vejiga
⑤ uretra

El segundo, en la espalda, a tres dedos a uno y otro lado de la espina dorsal, a la altura de la cresta ilíaca.

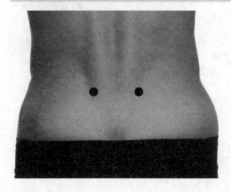
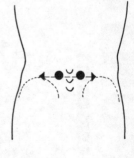

En el niño, es un mal funcionamiento de la vejiga que repele la orina hacia arriba en vez de dejarla seguir su curso normal.

Ocurre todo lo contrario en las infecciones de la vejiga, las cistitis. Éstas, sobre todo en las mujeres, son infinitamente menos graves. Pero pueden representar una auténtica murga debido a su repetición incesante. En ocasiones, incluso un análisis de orina no revela germen alguno y sin embargo se da la sintomatología completa de la cistitis: deseo constante de orinar, escozores al miccionar y a veces orina mezclada con sangre. Se habla entonces de *cistalgia*.

Modo de empleo

Hay que estimular detenidamente estos cuatro puntos, ya sea con la mano o con una estimulación eléctrica, mañana y noche. Es importante obtener una sensación de adormecimiento de la vejiga. De este modo se pueden aliviar las crisis, así como evitar las recaídas, sobre todo de las cistitis.

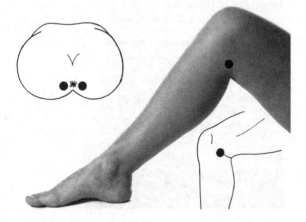

El primero, en la extremidad interior del pliegue de la rodilla; el segundo, a tres dedos de una y otra parte del ano.

PUNTOS ACCESORIOS

Causas

Hemos visto que la mayoría de las veces un obstáculo era el responsable de una pielonefritis.

Ocurre todo lo contrario con las cistitis, enfermedades casi exclusivamente femeninas y cuyo origen está más prosaicamente relacionado con la proximidad de los orificios naturales en la mujer. Los gérmenes salen del ano y penetran en las vías urinarias. Y la ropa demasiado ajustada, los tejanos por ejemplo, facilitan esta migración.

En cuanto a las cistalgias —que son falsas cistitis, puesto que no hay gérmenes—, secundan un gran número de causas: alergias, infecciones genitales de transmisión sexual, descenso de la pelvis renal, o incluso un origen psicológico.

Tratamiento habitual

Las pielonefritis requieren la terapia antibiótica a largo plazo; también convendría eliminar quirúrgicamente el obstáculo causal: cálculo, tumor, etc.

En cambio, se puede decir que las cistitis son el prototipo de enfermedad en que los antibióticos fracasan. No hay más que ver a esas desdichadas mujeres ir de recaída en recaída, auténticas «inválidas» urinarias. Y esto es aún más cierto cuando se trata de cistalgia sin gérmenes.

Lugar que ocupa nuestra terapéutica

Si ésta es relativamente secundaria en las pielonefritis, ocupa un lugar preferente entre las primeras, en las cistitis y cistalgias, en las que debe probarse sistemáticamente.

Enfermedades de la próstata

Definición

Antes de hablar de las enfermedades que la afectan, convendría definir su localización y el papel exacto de este órgano.

La próstata se halla situada, en el hombre, debajo de la vejiga, que descansa sobre aquélla «como una lámpara sobre su pie», como se ha venido a decir. La atraviesa la primera parte del canal de la uretra que conduce la orina de la vejiga al exterior. Es una glándula genital accesoria que aporta la secreción al esperma para enriquecerlo, pero su interpenetración con el aparato urinario la hace intervenir en el más alto grado en las enfermedades de dicho aparato.

Formas y síntomas

Se entiende pues que las patologías de la próstata se traduzcan sobre todo por síntomas urinarios.

Esta patología abarca tres grandes capítulos: las prostatitis, el adenoma y el cáncer.

Las prostatitis están relacionadas con la infección de la glándula. Los microbios culpables proceden o bien de las vías urinarias infectadas, o bien de una infección a distancia: forúnculos e

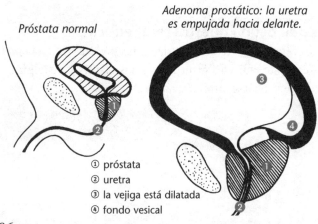

Próstata normal

Adenoma prostático: la uretra es empujada hacia delante.

① próstata
② uretra
③ la vejiga está dilatada
④ fondo vesical

incluso tuberculosis pulmonar. La enfermedad empieza en general precipitadamente con escalofríos, fiebre alta y dolor en el bajo vientre. Si no se interviene, se forma muy rápidamente un absceso que se abre en la uretra o que infecta el testículo.

Un tratamiento enérgico cura generalmente el absceso y sus consecuencias. Pero si no es el caso, la enfermedad evoluciona hacia una prostatitis crónica con períodos de calma y de empeoramientos, que la vuelven de una cronicidad desesperante.

El adenoma prostático, la «próstata» de los hombres mayores, mucho más frecuente, es algo diferente. Se trata de un aumento de volumen y de una induración de una parte de la glándula.

Por desgracia, ésta está situada hacia arriba y provoca una hernia en la vejiga; se crea entonces detrás un fondo vesical de donde no puede salir la orina, lo que explica todos los síntomas de la enfermedad: ganas de orinar frecuentes al principio, puesto que la vejiga intenta forzar el obstáculo; luego, en cambio, distensión vesical cuando el órgano ya no tiene fuerza para reaccionar, y a menudo también retención de orina, puesto que el canal de la uretra, constreñido por el adenoma, ya no deja pasar la orina.

PUNTOS PRINCIPALES

El primero está en la base de la espalda, a tres dedos a uno y otro lado de la espina dorsal, en una línea que pasa por las crestas ilíacas; el segundo, a tres dedos de una y otra parte del ano.

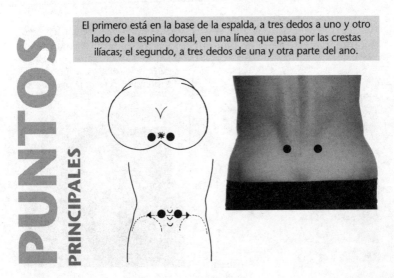

Modo de empleo

Hay que estimular muy fuerte —con la mano o eléctricamente— en caso de crisis de retención, hasta la sedación de
ésta. Para tratar una próstata crónica, hay que estimular menos fuerte, pero durante más tiempo, veinte minutos mañana y noche.

En cuanto al *cáncer de próstata*, se traduce por una sintomatología que recuerda a la del adenoma pero con una evolución mucho
más rápida. Desgraciadamente, también puede revelarse como una
metástasis, es decir, un «injerto» cancerígeno en los huesos o los
pulmones. Siempre hay que desconfiar, pero es bastante fácil detec-
tarlo, puesto que es uno de los pocos cánceres que tienen una «fir-
ma» biológica (elevación de marcadores químicos en la sangre, los
más conocidos de los cuales son las fosfatasas ácidas).

Causas

Hemos visto que las prostatitis se deben a una infección de la glándula por gérmenes varios (colibacilos, estafilococos e incluso el

PUNTOS **ACCESORIOS**

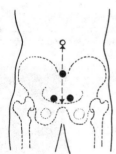

El primero, en el vientre, a medio
camino entre el ombligo y el
pubis; el segundo, de una y otra
parte del pubis, en una pequeña
punta ósea (espina púbica).

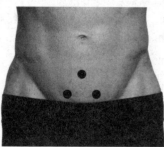

bacilo de la tuberculosis). Las causas del adenoma son desconocidas, todo lo que se puede decir es que la enfermedad tiene un poco de «simetría» con el fibroma en la mujer, pero, en cuanto al resto, la medicina moderna debe confesar su ignorancia.

Y, desgraciadamente, lo mismo ocurre con el cáncer. Todo lo que se sabe es que éste depende mucho de las hormonas, pues se agrava con las hormonas masculinas y se mejora, en cambio, con las hormonas femeninas.

Tratamiento habitual

Las prostatitis requieren un tratamiento antibiótico intenso y tan precoz como sea posible, para evitar que pasen a ser crónicas.

La cuestión del adenoma está hoy en día perfectamente resuelta por la cirugía. Pero ¿cuándo hay que operar? El problema debe resolverse en cada caso, puesto que su evolución es muy caprichosa. Algunos enfermos pueden vivir tranquilamente hasta el final de sus días con una molestia muy moderada. A menudo, se producen accesos tras el cansancio (por ejemplo, un viaje en coche), pero todo vuelve a la normalidad con la ayuda de unos pocos medicamentos vegetales.

En cuanto al cáncer, éste es sensible a las hormonas femeninas, o mejor aún, a unos nuevos productos, las antihormonas masculinas, más adaptadas a su objetivo.

Lugar que ocupa nuestra terapéutica

Ésta sólo puede tener un papel de apoyo en las prostatitis y en el cáncer. En cambio, en la próstata, es decir, el adenoma, tiene una mayor importancia, pues calma los accesos, eliminando los espasmos y restableciendo un curso urinario más normal.

Retención de orina e incontinencia

Definición

La retención y la incontinencia urinarias son dos estados exactamente opuestos. De hecho, *retención* significa la imposibilidad de expulsar la orina; *incontinencia*, la imposibilidad de retenerla.

¿Por qué tratar estas dos enfermedades opuestas en un mismo capítulo? Porque los puntos que les corresponden son los mismos, prueba suplementaria de su acción esencialmente reguladora.

Síntomas y formas

La retención puede ser aguda. En un individuo que, hasta ese momento, orinaba con normalidad o tenía pocas molestias, sobreviene de repente una interrupción completa de la orina. Sin embargo, las ganas de orinar persisten, incluso de modo reiterado, pero, a pesar de los esfuerzos, no sale nada. Rápidamente, la molestia se convierte en dolor, luego, en una auténtica tortura; el enfermo, turbado, pide auxilio a los cuatro vientos.

Pero la retención también puede ser incompleta; el enfermo se vacía parcialmente pero con frecuencia; en el peor de los casos, la orina sale gota a gota en cada micción.

En ambos casos, hay un síntoma común: la aparición de una bola en el bajo vientre, que no es nada más que la vejiga dilatada debido a la acumulación de orina.

Cuando uno aprieta esa bola que se llama *globo vesical*, el dolor del enfermo alcanza su grado máximo.

La incontinencia de orina es todo lo contrario. En este caso, el enfermo no puede

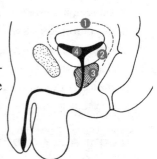

*Retención debida
a la próstata*

① vejiga dilatada
② vejiga normal
③ próstata normal
④ Dos tipos de adenoma prostático: hacia la parte alta del fondo vesical; hacia delante (uretra obstruida).

210

retener la orina; ésta descienden o bien constantemente, o bien en chorros y, a menudo, lo hace en el transcurso de un esfuerzo, de una sacudida: tos, risa, etc.

Hemos visto que, en el primer caso, retención e incontinencia a veces resultan difíciles de diferenciar.

La enuresis y el pipí en la cama nocturno de los niños, tratados en un capítulo anterior, no se incluyen en las incontinencias.

Causas

Todo lo que obstaculiza la salida de la orina crea una retención. Entre las causas más frecuentes en el hombre encontramos:

- una constricción de la uretra, resultado de una infección incluso antigua de ésta;
- un mal funcionamiento de la vejiga;
- o, sobre todo, la existencia de un adenoma prostático, la «próstata» de los mayores.

En la mujer, la causa puede ser una compresión debido a una masa abdominal, un fibroma sobre todo, y en el niño hay que pensar siempre en una malformación de las vías urinarias.

Modo de empleo

En la retención de orina, convendría estimular con el dedo hasta la aparición de la orina. No repetir la estimulación demasiado a menudo, pero aprovechar el alivio para practicar una exploración de las vías urinarias. En la incontinencia, estimular durante quince minutos los puntos con el dedo o mediante estimulación eléctrica. La estimulación puede asociarse, fructuosamente, a pequeños ejercicios muy simples de gimnasia del perineo, que consisten en practicar, a la vez que se utilizan los puntos, movimientos de contracción y de relajación del perineo; el enfermo debe apretar y aflojar sucesivamente las nalgas, unas diez veces, mañana y noche.

La incontinencia femenina está relacionada con los accidentes quirúrgicos u obstétricos.

En el hombre, se trata sobre todo de una consecuencia de la operación de la próstata, en que la incontinencia es a menudo transitoria y se soluciona en varias semanas, pero en ocasiones, por desgracia, es definitiva.

En la mujer, la incontinencia es una consecuencia más o menos lejana de partos difíciles con fórceps, desgarros, etc.

A menudo, va acompañada de un prolapso, un descenso de matriz o de vejiga.

Por último, la incontinencia, al igual que la retención por otra parte, puede ser consecuencia de una parálisis de la médula espinal.

Tratamiento habitual

En las retenciones, sobre todo agudas, primero hay que aliviar al enfermo. Es indispensable una acción: sondar, es decir, la introducción de una especie de tubito semirrígido que sube hasta la vejiga y que hace descender la orina. Cuando la sonda no resulta posible, se practica directamente una punción de la vejiga a través

PUNTOS PRINCIPALES

El primero está situado a tres dedos a uno y otro lado del ano; el segundo, en el extremo del dedo pequeño del pie, en el ángulo de la uña que mira hacia el exterior.

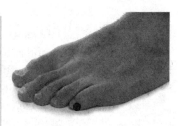

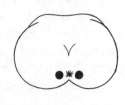

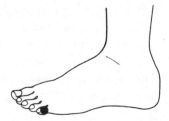

de la pared del vientre. Pero eso sólo es un primer paso, a continuación hay que examinar las vías urinarias, mediante radiografía en particular, para encontrar la causa y aportar una solución definitiva, generalmente gracias a una intervención médica.

- El problema de las incontinencias es mucho más difícil de tratar.
- La cirugía también puede mejorar la situación corrigiendo una malformación o volviendo a subir los órganos, volviendo a fijar la vejiga y el útero descendido.
- Pero, incluso después de la operación, los resultados no siempre son completos ni constantes.

Lugar que ocupa nuestra terapéutica

Ésta resulta muy interesante en dos casos en particular:

- Si hay una retención aguda, la estimulación de los puntos puede eliminar un espasmo, dejar bajar la orina y retrasar el momento de la sonda.
- Especialmente en las incontinencias, en que una estimulación regular puede mejorar la situación.

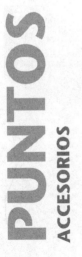

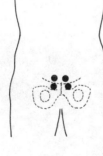

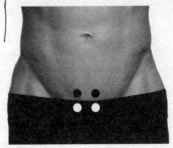

El primero, en el reborde del pubis, en la línea mediana; los segundos, en el hueso púbico mismo, un dedo por debajo y al exterior del anterior.

213

Dolor

Dolor de pecho
y neuralgia intercostal

Definición
Cualquier dolor que afecte al tórax, es decir, la parte del cuerpo
comprendida entre el cuello y el vientre.

Síntomas y formas
Son muy numerosos y variados. Desde la simple punzada en el costado limitada a una pequeña zona localizada sobre todo en el lado
izquierdo y en la parte baja del pecho, hasta el dolor moledor que
afecta a todo el pecho o la quemazón que sigue un trayecto regular a lo largo de un costado y que, por eso mismo, se llama *neuralgia intercostal*. Ésta puede propagarse al cuello y al vientre o
irradiar hacia la nuca o a lo largo de un brazo. Por otra parte, el
tipo de dolor dependerá muy especialmente de su causa.

Causas
Éstas son numerosas y diversas. La simple
punzada en el costado se debe a la contracción violenta del bazo, a raíz de un esfuerzo muscular (los atletas de la antigua Gre-
cia se lo hacían extraer, de ahí la expresión
«correr como un descosido»).

Pero el dolor de pecho tiene a menudo un
significado mucho más temible; éste puede tener como causa una afección de la pleura o
del pulmón.

Con más frecuencia todavía, es responsable el corazón, sobre todo su sistema circulatorio: las arterias coronarias; su espasmo provoca la crisis de angina de pecho

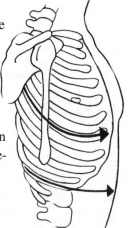

Neuralgias intercostales:
las más bajas se propagan
al vientre.

cuya forma típica es un dolor fuerte, que oprime con fuerza el tórax y desciende por el brazo izquierdo.

En la neuralgia intercostal, el dolor a media cintura rodea el pecho. Éste puede deberse a una fractura de costilla, a una enfermedad eruptiva (el herpes zóster, pues es la localización más frecuente) o, a menudo, al desplazamiento de una vértebra dorsal que pellizca un nervio intercostal y repercute hasta la parte delantera del pecho.

Por eso la multiplicación de las causas requiere un examen médico exhaustivo.

Modo de empleo

Los puntos deben estimularse en el lado del dolor. La intensidad de la estimulación varía según la causa del dolor. En el herpes zóster, la acupuntura eléctrica resulta aconsejable: a menudo, una única sesión es suficiente. La estimulación debe durar hasta la desaparición del dolor. Pero un masaje enérgico también puede ser eficaz.

En el dolor crónico, convendría estimular varios minutos mañana y noche.

PUNTOS PRINCIPALES

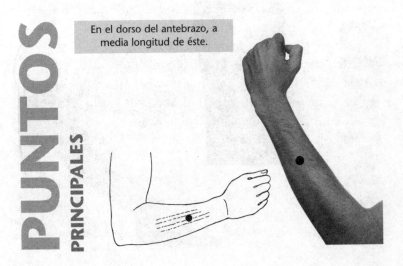

En el dorso del antebrazo, a media longitud de éste.

Evolución y tratamiento habitual

La evolución, por supuesto, depende ampliamente de la causa y el tratamiento es muy diferente cuando se trata de una angina de pecho o de una pleuresía, que no es el momento de detallar aquí.

En cambio, las neuralgias intercostales, sean cuales sean las causas, prácticamente no tienen tratamiento aparte de los calmantes y analgésicos.

Lugar que ocupa nuestra terapéutica

Es, pues, en esta última variedad de dolores donde nuestra terapia resulta interesante. No tiene rival alguno en caso de neuralgia debida a un herpes zóster, fisura costal o dolor de origen vertebral.

Hay dos puntos accesorios. Uno, en la punta de la última costilla (decimosegunda), la costilla flotante. Se encuentra bordeando el reborde inferior del tórax. El segundo, en el lado interior de la pierna, en el ángulo de la tibia, debajo de la rodilla.

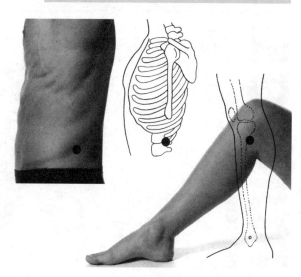

PUNTOS ACCESORIOS

Dolor de cara

Definición

Se trata de cualquier dolor que afecte al rostro. Pero éstos —como se puede suponer— son de origen muy diferente.

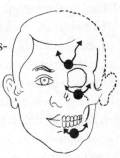

Síntomas y formas

Todas las enfermedades de los dientes, de la nariz y de los senos paranasales pueden manifestarse con un dolor en el rostro. Pero la forma más específica del dolor de cara es la *neuralgia facial* relacionada con la afección del nervio trigémino.

Las tres ramificaciones del nervio trigémino con las zonas de la piel que dependen de éste.

¿Por qué tiene este nervio un nombre tan curioso? Porque éste, que da la sensibilidad a la cara, se divide en tres ramificaciones

Está situado cerca de la muñeca, en el lado palmar, una mano por encima de su pliegue, allí donde late la arteria del pulso.

PUNTOS PRINCIPALES

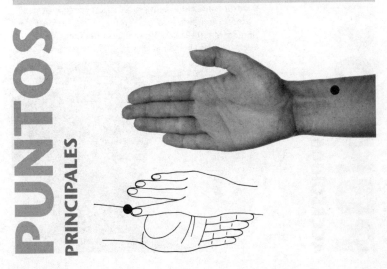

219

que emergen en la piel en tres puntos situados casi en una vertical, cerca del extremo interior de la ceja, debajo del ojo y encima del lado del mentón.

Cada uno de estos tres gemelos puede verse afectado por la enfermedad, o todos a la vez.

En la forma típica, la neuralgia facial no engaña; se trata de un relámpago doloroso, un auténtico *flash* como el de los fotógrafos, al que sigue a menudo el dolor en la zona llamada *gatillo*, «trigger-zone» en inglés, la mejilla, las encías o la nariz. El dolor dura varios segundos, pero ¡menudos segundos! Éste impide que el desdichado enfermo pueda comer, lavarse los dientes e incluso hablar o reír. En cambio, generalmente, entre dos crisis (¡pero a veces se dan muy seguidas!), no hay dolor alguno.

Señalemos, sin embargo, que en otros casos, el dolor es menos intenso pero más continuo y a menudo va acompañado de un enrojecimiento de la cara.

PUNTOS ACCESORIOS

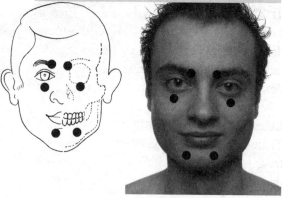

Están situados en el reborde interior de la ceja, para una afección de la primera ramificación del trigésimo; debajo del ojo, en medio del reborde de la órbita, para la segunda; al lado del mentón, a dos dedos de la línea media, para la tercera.

Modo de empleo

Estos puntos resultan particularmente útiles en el transcurso del *flash* doloroso en el que uno no tiene nada más... al alcance de la mano. Además, estimulados asiduamente varias veces al día, éstos espacian y atenúan las crisis.

Por eso convendría practicar curas de estimulación de diez minutos, mañana y noche, quince días al mes.

Causas

Resulta inútil buscar la causa de la neuralgia facial en los senos paranasales y los dientes (se les arrancan demasiados dientes inútilmente a esos desdichados enfermos). La mayoría de las veces, la causa resulta difícilmente determinable, siendo afectado el nervio a lo largo de su trayecto por una inflamación o un virus.

En este último caso, hay que vigilar la posible aparición de un herpes zóster que se traducirá entonces por ramilletes de pequeñas ampollas en las emergencias de filetes nerviosos.

Evolución

La neuralgia facial se mantiene sin evolución durante años, con fases de calma y fases de tal exasperación que pueden llevar al enfermo al suicidio.

Tratamiento habitual

Los tratamientos habituales no surten efecto alguno; son dos productos antiepilépticos los que tienen eficacia. Pero éstos son bastante tóxicos y agotan progresivamente su efecto. La cirugía moderna se lanza a operaciones delicadas del nervio trigémino.

Lugar que ocupa nuestra terapéutica

Tiene gran importancia, puesto que es realmente eficaz y no entraña peligro alguno; además, siempre la tenemos a mano en caso de crisis fulgurante.

Dolor de cabeza

Anatómicamente, ninguna definición resulta tan simple: cualquier dolor por encima del cuello. En realidad, el uso reserva este nombre a la parte superior frente-cráneo-sienes.

Síntomas y formas

Aun así delimitada, la cuestión sigue siendo inmensa. ¿Quién de nosotros no ha sufrido nunca un dolor de cabeza? Pero este dolor se presenta bajo múltiples aspectos.

Primero, en múltiples lugares: dolor de toda la cabeza, de la frente, de las sienes, de la nuca, irradiado a los ojos, al cuello, etc. A continuación, en varias formas: dolor palpitante, abrasador, sordo o, en cambio, estridente. Y, finalmente, con acompañamientos múltiples: nariz tapada, vértigo, pero sobre todo náuseas y vómitos, lo que está en la base de la noción del famoso ataque hepático, que, en realidad, nunca ha existido, pues es el hígado, o las vía biliares, lo que provoca el dolor de cabeza y no a la inversa.

Los puntos deben utilizarse tras un análisis riguroso del dolor de cabeza. Un punto puede utilizarse en todos los casos: está situado detrás de la cabeza, a lo largo del reborde del occipucio, en una pequeña cavidad, a tres dedos del pabellón de la oreja. Masajearlo enérgicamente supone una sensación de adormecimiento que invade progresivamente toda la cabeza y expulsa el dolor. Pero este punto debe asociarse sin falta con puntos variables según la región de la cabeza afectada.

PUNTOS PRINCIPALES

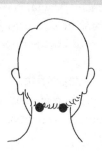
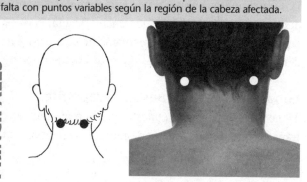

Pero entre todas estas formas, se impone una; es la migraña verdadera. Según una estadística reciente, ésta afectaría a un 25 por ciento de la población. Podemos apreciar su importancia social y económica, puesto que ésta supone una invalidez «intermitente», es cierto, pero una invalidez al fin y al cabo.

Se trata de un trastorno generalmente hereditario, que afecta a media cabeza (hemicranio), acompañado a menudo de trastorno de la visión (migraña oftálmica) y problemas digestivos que sobrevienen sin un ritmo preciso o con él (migrañas menstruales de la mujer).

Modo de empleo

Masajear los puntos correspondientes muy fuertemente hasta la desaparición del dolor.

Pero también se pueden utilizar, mañana y noche, varios minutos, para prevenir su aparición, por ejemplo en el momento de la menstruación. En este caso, utilizar preferentemente la estimulación eléctrica.

De este modo se consigue espaciar o atenuar, e incluso hacer desaparecer, las migrañas.

PUNTOS ASOCIADOS

Si se trata de la *frente y las sienes*, el punto asociado está situado en el lado del antebrazo, una mano por encima de la muñeca, allí donde late la arteria del pulso. Este punto tiene una acción cruzada: estimulad el punto de la derecha si padecéis del lado izquierdo y viceversa.

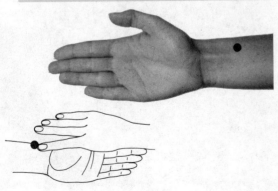

Causas

Aparte de la migraña, se puede decir que todas las enfermedades van acompañadas de dolor de cabeza, desde la fiebre hasta el simple cansancio. En primer lugar, siempre hay que buscar una causa local: problemas de visión, infección del oído, de los senos paranasales o de los dientes.

Deben ocupar un lugar particular los desplazamientos de las vértebras de la nuca, que pueden provocar incluso auténticas migrañas.

Y, por último, los estadounidenses otorgan una importancia primordial a los malestares psicológicos, a la tensión moral una importancia quizá excesiva.

Evolución

Evidentemente, ésta depende del origen. Una vértebra colocada en su sitio, un seno paranasal tratado, un diente torcido arrancado y, si ése era el origen, el dolor de cabeza desaparece. Pero, en otros casos, tales como la migraña, se trata de una enfermedad para todo la vida. Razón de más para que la terapéutica sea lo menos nociva posible.

Si se trata de *la parte alta de la cabeza*, el punto asociado está situado en el lado exterior de la pantorrilla, una mano por encima de la punta del tobillo.

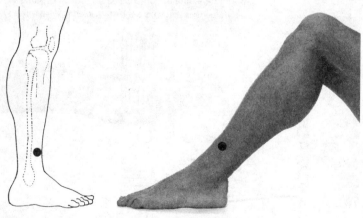

Tratamientos habituales

Desgraciadamente, son a base de productos químicos, siempre tóxicos y a menudo peligrosos debido a su reiteración; aparte de la trivial aspirina que en contadas ocasiones resulta suficiente y que por otro lado tampoco está desprovista de inconvenientes, las sustancias más activas, como la antiserotonina, los derivados del trigo y del centeno, etc., pueden tener efectos temibles.

Lugar que ocupa nuestra terapéutica

Ésta debe situarse en primer plano. En general, resulta muy eficaz para cualquier dolor de cabeza y está desprovista de inconvenientes.

Si se trata de la nuca, el punto asociado está situado en el lado de la mano que prolonga el dedo meñique, al final de la línea de la vida. Este punto tiene una acción cruzada: mano izquierda para un dolor de nuca a la derecha y viceversa.

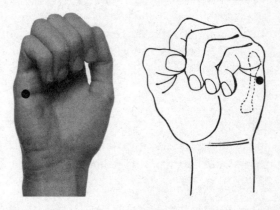

Piel, dermatología

Sabañones

Pequeñas ulceraciones superficiales que afectan a ciertas partes del cuerpo expuestas al frío: manos, pies, dedos y orejas.

Síntomas y formas

Al principio, se trata de pequeñas rubicundeces rojizas, brillantes y dolorosas, que aparecen generalmente en invierno. Las lesiones pueden quedarse en ese estado, pero a menudo se ensanchan, se ulceran, vertiendo sangre y serosidad. Éstas pueden entonces juntarse, extenderse a todo un reborde de la oreja por ejemplo, o al perímetro del talón. El dolor es entonces muy intenso, impidiendo —según la localización— calzarse, practicar movimientos habituales, etc.

Modo de empleo

Para aliviarse: masajear estos puntos de tres a cuatro minutos, y de igual modo masajear el perímetro de cada sabañón.

A *título preventivo*: masajear los puntos de dos a tres minutos, mañana y noche, cuando empiece el invierno.

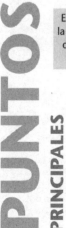

PUNTOS PRINCIPALES

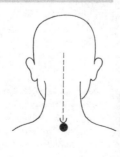

Está situado en la nuca, bajo la primera saliente perceptible de la espina dorsal (séptima vértebra cervical).

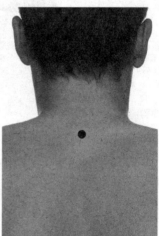

Espontáneamente o sin tratamiento, las lesiones se van cerrando lentamente, dejando tras de sí una cicatriz blanquecina... para volver a aparecer de nuevo a menudo al invierno siguiente.

Causas

Los sabañones se deben a inflamaciones de pequeños vasos sanguíneos situados bajo la piel, relacionados, por lo que parece, con un terreno particular. Las carencias alimenticias desempeñan un papel muy importante: hubo muchos sabañones durante las guerras, muchos menos ahora.

Tratamiento habitual

Además de las protecciones locales (guantes, pasamontañas, etc.) contra el frío, generalmente se receta la ingesta de vitaminas (PP la mayoría de las veces) o vasodilatadores.

Lugar que ocupa nuestra terapéutica

Su tratamiento inmediato supone una sedación de los dolores. Espacia o evita la aparición de nuevos sabañones y las recidivas.

PUNTOS ACCESORIOS

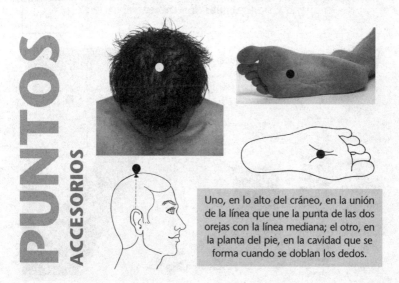

Uno, en lo alto del cráneo, en la unión de la línea que une la punta de las dos orejas con la línea mediana; el otro, en la planta del pie, en la cavidad que se forma cuando se doblan los dedos.

229

Herpes zóster, varicela y herpes

Definición

La característica común de estas tres enfermedades es la aparición de ampollas en la piel. Hay que añadir que las tres se deben a virus vecinos.

Síntomas y formas

El *herpes zóster* es una afección muy curiosa. Éste se manifiesta a lo largo de un nervio y se traduce por la aparición de auténticos ramos de pequeñas ampollas que surgen de placas rojas situadas de modo disperso en el trayecto del nervio. Esta erupción va acompañada de fiebre y de violentos dolores semejantes a un escozor, una picadura, una punzada, etc. Ahora bien, desgraciadamente,

> **El herpes zóster intercostal:** el *punto principal* está situado en el dorso del antebrazo, a medio camino de los dos bordes y de los pliegues de la muñeca y del codo; los *puntos accesorios* están situados en la punta del dedo pequeño del pie, en el ángulo exterior de la uña, y en la base del dedo pequeño del pie, contra la articulación.

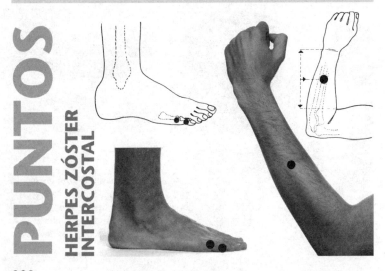

PUNTOS
HERPES ZÓSTER INTERCOSTAL

incluso cuando la erupción ha desaparecido, los dolores pueden persistir durante meses y años, haciendo que la vida del desdichado enfermo se vuelva totalmente insoportable, y ha podido llevar a algunos al suicidio.

Puesto que bajo la piel hay nervios por todas partes, el herpes zóster puede salir en cualquier zona del cuerpo, pero con la característica de ser estrictamente unilateral. El herpes zóster aparece a la derecha o a la izquierda del cuerpo, pero no a ambos lados a la vez.

La localización más frecuente es el tórax, a lo largo del nervio intercostal: el enfermo presenta ramos en una mitad del pecho, con dos placas en la espalda, una en el costado y una o dos en el seno.

Pero el herpes zóster puede localizarse en otras partes, en particular puede aparecer en la cara: una de las más peligrosas es la zona oftálmica, que supone la aparición de ramos en la frente y en el cuero cabelludo, pero cuya gravedad reside en el hecho de que afecte al ojo con todos los riesgos que esto comporta: queratitis, perforación ocular, mancha residual en la córnea.

El herpes zóster oftálmico (o el herpes de ojo): un punto en el dorso de la mano, en la prolongación del pulgar y del índice; el otro, en la punta del segundo dedo del pie, en el ángulo exterior de la uña.

PUNTOS

HERPES ZÓSTER OFTÁLMICO

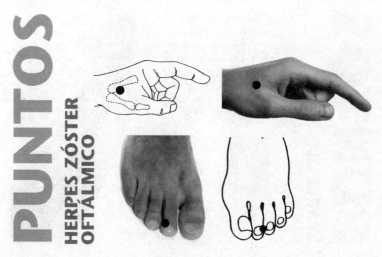

¿Por qué situar la *varicela* —enfermedad leve en sí misma— al lado del herpes zóster? Porque se trata de la misma enfermedad. Un enfermo portador del herpes zóster puede transmitir la varicela a niños con los que esté en contacto, y se cree que el virus de la varicela va a adherirse en las formaciones nerviosas y recae en forma de herpes zóster en el adulto.

Por otra parte, la varicela del niño está constituida por pequeñas ampollas, pero que aparecen en cualquier lugar de la piel y las mucosas y evolucionan en varios accesos entre dos y tres semanas.

En cuanto al *herpes simple* es —si se quiere ver así— un herpes zóster en pequeño. Sólo aparecen una o dos culebrillas en la piel o las mucosas.

Pero el herpes recidiva (a menudo cuando el enfermo tiene fiebre o en la mujer cuando tiene la menstruación) y siempre en el mismo lugar: labios, nariz, nalgas… Dos localizaciones resultan particularmente molestas: en los órganos genitales (masculinos o femeninos) y en el ojo (herpes conjuntival) en que los peligros son los mismos que para el herpes zóster.

Además, un herpes genital en el embarazo puede contagiar al recién nacido, provocando trastornos cerebrales graves (encefalitis).

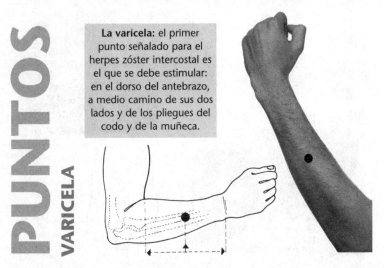

La varicela: el primer punto señalado para el herpes zóster intercostal es el que se debe estimular: en el dorso del antebrazo, a medio camino de sus dos lados y de los pliegues del codo y de la muñeca.

PUNTOS

VARICELA

Modo de empleo

Hay que ser enérgico y estimular los puntos:

- mediante un masaje enérgico y prolongado de media hora por lo menos,
- o bien con una estimulación eléctrica intensa.

No resulta extraño ver al enfermo que estaba pasando un calvario antes de la sesión, salir de ella casi completamente aliviado, y ver del mismo modo cómo las ampollas se debilitan y desaparecen en veinticuatro horas.

Causas

Hemos visto que estas tres enfermedades se deben a diversas «castas» de virus: varicela, herpes zóster y, por lo menos, dos variedades de virus herpes. Actualmente se piensa que incluso algunos de éstos serían los responsables de ciertos cánceres, del de útero en particular.

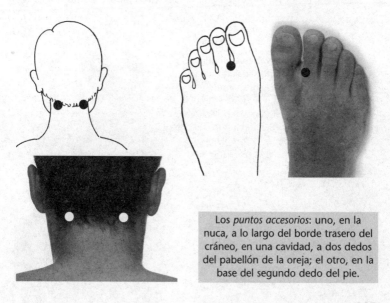

Los *puntos accesorios*: uno, en la nuca, a lo largo del borde trasero del cráneo, en una cavidad, a dos dedos del pabellón de la oreja; el otro, en la base del segundo dedo del pie.

Tratamiento habitual

Recientemente han aparecido compuestos químicos (Ara-A, Aciclovir). Surten efecto en las formas muy graves de herpes, pero estos productos son bastante tóxicos y no siempre se toleran bien.

Lugar que ocupa nuestra terapéutica

El herpes zóster es —se puede decir— el triunfo de la acupuntura. La constancia de sus resultados y la rapidez de su acción siempre sorprenden, incluso al médico más avezado.

Los puntos

Éstos dependen de la localización. Hemos considerado las tres situaciones más frecuentes.

Psoriasis y erupciones secas

Definición

Si reunimos aquí tipos de erupciones diferentes es por dos razones:

- en primer lugar, porque a simple vista éstas se asemejan mucho;
- además, y sobre todo, porque el tratamiento mediante los métodos de estimulación es idéntico en todos los casos y en consecuencia éstas merecen ser tratadas conjuntamente.

Síntomas

Su característica esencial es la placa eruptiva roja, más o menos circular, cubierta de costras que se descaman. Éstas engendran numerosas pielecillas que se despegan, lo que en términos científicos se llama *escamas*.

PUNTOS

ASOCIADOS

Uno, en el extremo exterior del pliegue de flexión del codo.

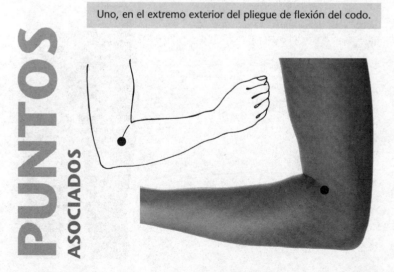

235

Formas

Puesto que éstas son extremadamente variadas, describiremos lo que se ve en la más frecuente de estas enfermedades, la *psoriasis*.

La mayoría de las veces se observan placas más o menos grandes generalmente aisladas, que afectan a ciertas zonas del cuerpo como los codos y las rodillas, pero que generalmente no pican.

En ocasiones, las placas se extienden, se unen, recubriendo casi todo el cuerpo del enfermo. Éste pierde escamas de forma abundante: aparecen en su ropa, en su cama, etc.

En ocasiones, la psoriasis afecta sólo a una parte del cuerpo: la palma de las manos y la planta de los pies o el cuero cabelludo (es una de las pocas psoriasis que pica), o incluso destruye las uñas.

En estas zonas fronterizas, el diagnóstico resulta difícil como ocurre con otras enfermedades de la piel (liquen plano, etc.).

Evolución

En general, la psoriasis es una enfermedad de por vida, con fases de remisión y de accesos. A veces discreta, ésta emponzoña siempre la

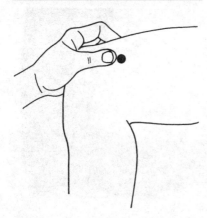

El segundo, en la cara delantera del muslo: con la palma de la mano se coge la rótula, se separan los dedos y el pulgar indica la localización del punto.

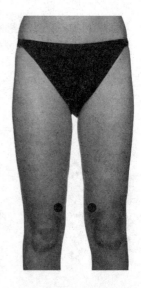

vida del enfermo, quien no puede ir a la playa o desvestirse, por ejemplo.

Causas

Éstas no se conocen con exactitud. Para algunos, la erupción, a menudo familiar, está relacionada con infecciones, conflictos psicológicos, o entra en el marco de esas curiosas enfermedades llamadas *autoinmunes* en que el enfermo reacciona contra su propio cuerpo.

Modo de empleo

En una afección tan persistente, hay que ser perseverante. Con el masaje digital, repetir las intervenciones varios minutos de dos a tres veces al día.

La estimulación continua merece probarse. De este modo se podrá obtener la sedación de un acceso y, modificando la evolución de la enfermedad, mejorar el estado del enfermo.

PUNTOS ACCESORIOS

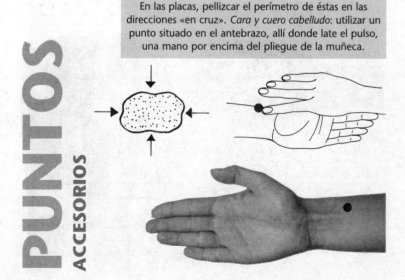

En las placas, pellizcar el perímetro de éstas en las direcciones «en cruz». *Cara y cuero cabelludo*: utilizar un punto situado en el antebrazo, allí donde late el pulso, una mano por encima del pliegue de la muñeca.

Tratamiento habitual

No existe una terapéutica específica. Si las placas son poco numerosas o espaciadas, es posible un tratamiento local a base de alquitrán o de cortisona. Si la psoriasis está extendida, hay que utilizar un tratamiento general. El último hasta la fecha asocia la absorción de substancias especiales llamadas *psoralenos* a la irradiación por rayos ultravioleta «blandos», los U.V.A.

Hay que decir que, en casi todos los métodos, el margen entre la eficacia y el peligro es muy estrecho.

Lugar que ocupa nuestra terapéutica

¿Cuáles son nuestros resultados? Muy desiguales; lo cierto es que resulta difícil hacerse una opinión en enfermedades con una evolución tan caprichosa.

Palma de las manos y uñas: utilizar un punto situado cerca del dorso de la mano, entre los dos huesos del antebrazo.

Planta de los pies: utilizar el punto situado en el dorso del pie, a medio camino de los dos bordes y de sus extremos.

Eccema

Definición

Enfermedad de la piel caracterizada por una erupción roja permanente, generalmente recubierta de ampollas minúsculas llamadas
vesículas, y caracterizada también por picores atroces.

Síntomas y formas

Examinando su extensión, se puede ver todo, desde la pequeña placa de eccema que no supera un centímetro cuadrado y que se localiza en cualquier lugar, hasta el eccema generalizado que afecta
a casi la totalidad absoluta de la piel. Algunas localizaciones resultan particularmente molestas, las que afectan a la cara por ejemplo, o dolorosas, como las que afectan a las zonas genitales.

Sobre todo es en el plano de las formas donde se dan todos los
grados entre el eccema seco, costroso, agrietado, y en el lado opuesto, el eccema que supura, dejando gotear un humor amarillento.

Los eccemas pueden infectarse o, al contrario, esclerosarse; es
frecuentemente el caso del antiguo eccema llamado *flexurante*.

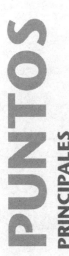

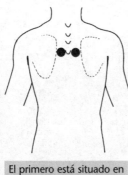

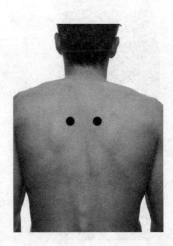

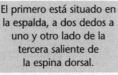

El primero está situado en
la espalda, a dos dedos a
uno y otro lado de la
tercera saliente de
la espina dorsal.

Pero, en cualquier caso, hay un punto común: los picores que, según la importancia de la erupción, van de la incomodidad pasajera a la tortura continua, e incluso ponen en peligro el equilibrio y la vida del enfermo.

Causas

Hay dos grandes variedades de eccema. El *eccema alérgico*, el más conocido y el más frecuente. La piel se vuelve sensible a algo, la mayoría de las veces se trata de una sustancia química: el cemento, los productos de limpieza, el cuero, el caucho, el maquillaje (sombra de ojos, pintauñas, etc.), una sustancia vegetal o animal (ciertas hierbas, pelos de gato, etc.). A menudo, la afección es localizada: manos, cara. Hoy en día, la multiplicación de los productos químicos conlleva una auténtica explosión de eccemas alérgicos.

El *eccema atópico*: éste, al contrario, se adquiere al nacer y aparece en el bebé en los primeros meses de vida. Sus causan son complejas; la mayoría de las veces es hereditario.

Y, por último, hay que saber que cualquier enfermedad de la piel puede eccematizarse.

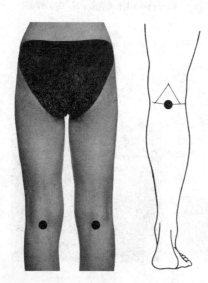

El segundo está situado en medio del pliegue de la rodilla.

Evolución

Completamente caprichosa e imprevisible. De la simple placa que desaparece sin dejar rastro al eccema crónico, una dolencia de por vida. En conjunto, es sin embargo una enfermedad persistente.

Tratamiento habitual

En el eccema alérgico, hay que intentar determinar la causa desencadenante para apartarla del enfermo (cambio de trabajo, de detergente, de cosmético), o, en caso de necesidad, insensibilizarlo con pequeñas dosis de productos: es lo que hacen los alergistas.

Pero hay que saber que éste es un trabajo muy largo y a menudo decepcionante, puesto que hay varios alérgenos y, apenas insensibilizado, el enfermo se vuelve a sensibilizar a otro producto.

En el eccema atópico no existen causas detectables.

Así que, en la mayoría de los casos, hay que intentar calmar la inflamación: el calmante más conocido está constituido por la cortisona y sus derivados, utilizados por vía general (comprimidos, inyecciones) o bien por vía local (pomada, loción).

Pero es un arma temible. Ciertamente, tras su empleo, se obtiene en general una mejoría espectacular, pero una vez interrum-

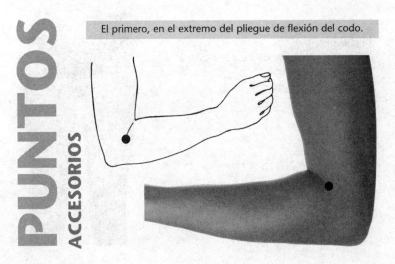

El primero, en el extremo del pliegue de flexión del codo.

PUNTOS ACCESORIOS

pido el tratamiento, se produce también especialmente un salto atrás peligroso, y complicaciones de todo tipo.

Lugar que ocupa nuestra terapéutica

En el caso de los eccemas, este lugar es honorable. La enfermedad presenta una tal variabilidad que a menudo resulta difícil su curación; además, cualquier método que no entrañe peligro es recomendable para aliviar un acceso agudo o mejorar progresivamente un estado crónico.

Los puntos

Dos puntos principales para todos los casos; dos accesorios, que completarán la acción en las formas crónicas y persistentes.

Modo de empleo

Estimular enérgicamente varios minutos cuando se trate de una erupción aguda. Repetirlo tanto como sea necesario.

En cambio, utilizar los masajes varias veces al día en caso de erupción crónica, o hacer una estimulación permanente.

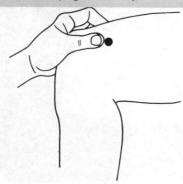

El segundo, en el lado interior del muslo. Cogiendo con la palma de la mano la rodilla, el pulgar indica el punto.

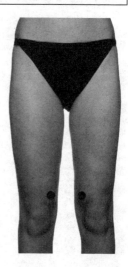

Urticarias e hinchazón de la cara

Definición

Erupción formada por elementos rojos, rosados o blancos que —hecho fundamental— se borran al presionar, es decir, desaparecen cuando se les aprieta encima y aparecen inmediatamente después, lo que permite diferenciarlas de otras erupciones como el eccema.

Síntomas

Estos elementos molestan muchísimo: se experimenta una sensación de picor, de tirantez, de quemazón que escuece día y noche.

Formas

Además de las placas de urticaria espaciadas, que son las más corrientes, se deben describir dos formas particulares:

• por una parte, la urticaria gigante, que cubre todo el cuerpo, uniéndose las placas unas con otras.

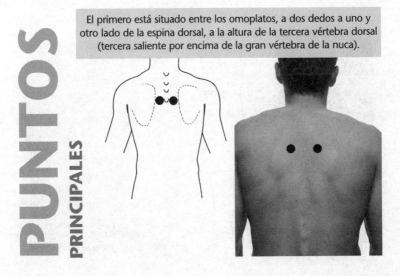

PUNTOS PRINCIPALES

El primero está situado entre los omoplatos, a dos dedos a uno y otro lado de la espina dorsal, a la altura de la tercera vértebra dorsal (tercera saliente por encima de la gran vértebra de la nuca).

• por otra parte, la afección parcial que afecta principalmente al rostro, que se deforma a menudo literalmente a ojos vista, como un globo que alguien esté inflando. Se le llama *edema de Quincke*.

Evolución

En el plano evolutivo, también deben distinguirse dos formas:

• la urticaria ordinaria (*urticaria simplex*), que evoluciona en uno o dos accesos y luego acaba por desaparecer;
• la urticaria que acompaña a sus desdichados portadores durante toda o una gran parte de su vida.

Causas

La urticaria ordinaria siempre está relacionada con una reacción a un producto ajeno, tal como un medicamento, un alimento (fresas, ostras, etc.) o una picadura de insecto, por ejemplo. Es el prototipo de enfermedad alérgica.

En cambio, la urticaria crónica hace intervenir unas nociones de terreno, aún no completamente determinadas.

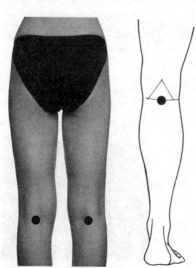

El segundo está situado en medio del pliegue de la rodilla.

Tratamiento habitual

Éste requiere los llamados medicamentos *antialergéticos*, los más corrientes de los cuales son los antihistamínicos. En ocasiones, hay que recurrir a la cortisona y a sus derivados.

Lugar que ocupa nuestra terapéutica

Ésta es importante, tanto para tratar una crisis aguda como para intentar mejorar un estado crónico. Pensamos que siempre puede ser utilizada de inmediato. En caso de fracaso o de insuficiencia, entonces se puede recurrir a los medicamentos.

Modo de empleo

Cuando se trata de una *urticaria aguda*, estimular enérgicamente los puntos unos dos o tres minutos cada media hora.

Para una *urticaria crónica*, estimular diez minutos, mañana y noche, para obtener un resultado duradero. Utilizar preferentemente la estimulación eléctrica.

PUNTOS ACCESORIOS

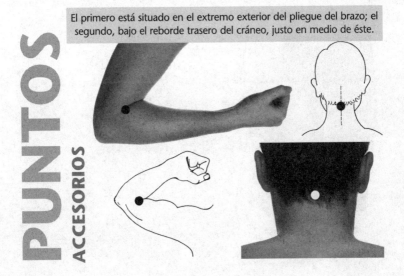

El primero está situado en el extremo exterior del pliegue del brazo; el segundo, bajo el reborde trasero del cráneo, justo en medio de éste.

245

Respiración

Bronquitis

Definición
Las bronquitis son las infecciones de los bronquios.

Síntomas
La tos y la expectoración son los dos síntomas esenciales de cualquier bronquitis.

La tos, generalmente seca e irrumpiendo al principio con ataques, se vuelve cada vez más blanda a medida que la enfermedad evoluciona.

Asimismo, los esputos no aparecen sino al cabo de cierto tiempo: purulentos, amarillentos o verdosos al principio; luego blancuzcos, al final de la evolución.

Formas
Hay que distinguir claramente dos formas: la bronquitis aguda y la bronquitis crónica. La *bronquitis aguda* es la que todo el mundo padece más o menos en invierno. Tras un catarro o una gripe banal,

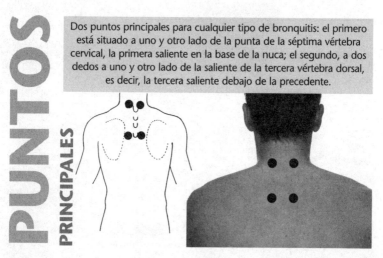

Dos puntos principales para cualquier tipo de bronquitis: el primero está situado a uno y otro lado de la punta de la séptima vértebra cervical, la primera saliente en la base de la nuca; el segundo, a dos dedos a uno y otro lado de la saliente de la tercera vértebra dorsal, es decir, la tercera saliente debajo de la precedente.

PUNTOS PRINCIPALES

sube la fiebre, la respiración se vuelve difícil y como urente, luego la tos se instala trayendo los diferentes tipos de expectoraciones descritas con anterioridad. Y, normalmente, con tratamiento o sin él, el enfermo evoluciona en dos o tres semanas hacia la curación, sin que la enfermedad deje secuela alguna tras de sí.

Pero no ocurre lo mismo con la *bronquitis crónica*. En este caso, la tos empieza en otoño y en realidad ya no cesa nunca. Persiste una expectoración más o menos abundante, después la enfermedad recidiva, la fiebre y la tos se reavivan de nuevo, las expectoraciones se vuelven purulentas, y el enfermo se pasa todo el invierno de recaída en recaída.

No se trata de una indisposición molesta, sino de una enfermedad muy grave, y actualmente una de las causas más importantes de mortalidad.

De hecho, inexorablemente, la capacidad respiratoria disminuye y el enfermo reduce cada vez más su actividad hasta convertirse en un enfermo encamado. Finalmente, el corazón se torna

Hay que añadir dos puntos en las *bronquitis agudas*: el primero, debajo de la saliente de la séptima cervical; el segundo, en el antebrazo (allí donde late el pulso), una mano por encima del pliegue de la muñeca.

PUNTOS ACCESORIOS

defectuoso y el afectado se convierte en un auténtico inválido que va a ir de complicaciones en complicaciones hasta la muerte.

Se deben poner en marcha todos los medios para evitar esta evolución desastrosa.

Causas

Si la bronquitis aguda está relacionada con la infección de las vías respiratorias por uno de los innumerables gérmenes que habitan en ellas habitualmente, para llegar a la bronquitis crónica son precisas unas condiciones particulares. Entre estas condiciones aislaremos dos principales: la dilatación de los bronquios y el tabaco.

La dilatación de los bronquios a menudo es una enfermedad adquirida al nacer o durante los primeros años de vida a consecuencia de una tos ferina o de una de esas numerosas rinofaringitis que son el triste patrimonio de los niños de ciudad. Los bronquios, demasiado débiles, no consiguen expulsar las secreciones que se estancan y se infectan.

En el adulto, hay que insistir sobre todo en el papel desastroso que desempeña el tabaco, primera y esencial agresión, y contra la cual, por lo menos, uno cuenta con medios para actuar.

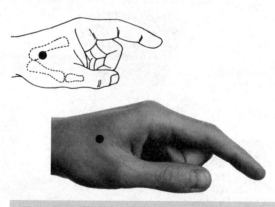

Hay que añadir dos puntos en las *bronquitis crónicas*: uno, en el ángulo formado por la prolongación del pulgar y del índice, en el dorso de la mano.

PUNTOS ACCESORIOS

Modo de empleo

En las *bronquitis agudas*, es aconsejable una estimulación enérgica con el dedo cada media hora o cada hora, lo más pronto posible tras el inicio de la enfermedad. En las *bronquitis crónicas*, hay que recurrir a las estimulaciones reiteradas, uno o dos minutos, dos o tres veces al día, o mejor a una estimulación permanente. Los chinos utilizan con frecuencia la colocación de una ligadura quirúrgica o la inyección de medicamentos en los puntos.

Tratamiento habitual

La *bronquitis aguda* es el prototipo de enfermedad que se trata mediante antibióticos, generalmente con buenos resultados, pero también con los inconvenientes digestivos o demás provocados por esta clase de medicación. Tratar una *bronquitis crónica* es algo completamente distinto. Deben entrar en juego sucesiva o simultáneamente todo un conjunto de terapéuticas: antibióticos, corticoides, tónicos del corazón e incluso oxígeno. La antibioterapia «de por vida» resulta demasiado peligrosa y ha sido abandonada. En cambio, una práctica indispensable es la gimnasia respiratoria, siempre indicada y que no entraña peligro alguno.

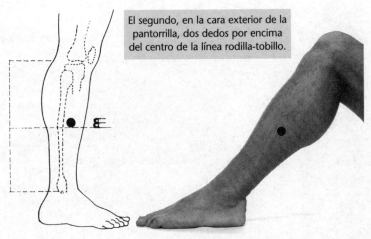

El segundo, en la cara exterior de la pantorrilla, dos dedos por encima del centro de la línea rodilla-tobillo.

Lugar que ocupa nuestra terapéutica

Ésta es diferente en las formas agudas y crónicas. En las primeras, utilizada al principio, puede detener en seco la evolución y, de todos modos, disminuye su duración. En las segundas, se trata de uno de los numerosos medios que se pueden utilizar para estabilizar al enfermo, como siempre sin entrañar peligro alguno. Resulta de gran ayuda para la kinesiterapia respiratoria.

Tos

Definición

La tos se define por la aparición de una o varias sacudidas respiratorias. Pero hay que saber, ante todo, que la tos no es más que un síntoma y es preciso siempre procurar encontrar su causa.

Síntomas y formas

Todos hemos tosido, tosimos y toseremos. La tos reviste diferentes formas: tos intermitente, «ladradora», espasmódica, tosferínica, porque es la que se da en la tos ferina con su reanudación inspiratoria, el «canto del gallo».

Resulta más interesante saber que hay toses productivas y que no, toses secas o húmedas, en una palabra, toses que hacen expectorar o no.

Como norma general, las que hacen expectorar no deben atajarse, puesto que resultan útiles. En cambio, las toses secas, que agotan, sí deben ser aliviadas.

Causas

Las causas son múltiples: pulmonares, cardíacas, nerviosas, etc. Para definir el origen de una tos es necesario un estudio completo del enfermo, por lo que no nos adentraremos en la descripción del tratamiento completo, que varía según la enfermedad de origen.

Tratamiento habitual

Sin prejuzgar las causas, los tratamientos habituales de la tos consisten en jarabes, píldoras y supositorios que contienen calmantes, de los cuales los más conocidos son los derivados del opio. Todos esos productos son útiles; sin embargo, no se debe abusar de ellos, puesto que pueden estorbar la expectoración y la emisión de los esputos necesarios para vaciar la obstrucción de los bronquios.

253

PUNTOS
PRINCIPALES

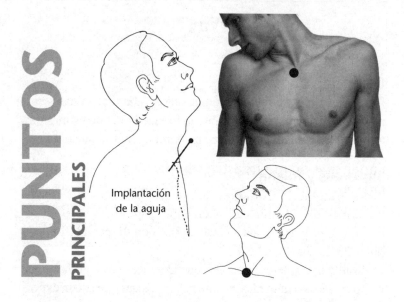

Implantación
de la aguja

El primero, en la base del cuello, delante, por encima del reborde del esternón; el segundo, en la cara palmar de los dedos, en medio de la unión entre la primera y la segunda falange de los cuatro últimos dedos.

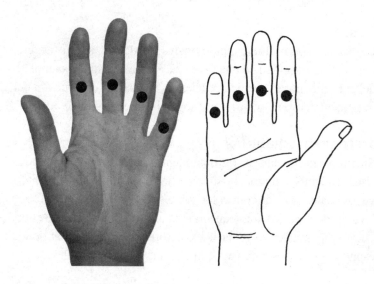

Modo de empleo

En caso de ataque de tos, masajear enérgicamente los puntos principales hasta que ésta se interrumpa. Los chinos estimulan el primer punto señalado muy profundamente. Cuando se utiliza la estimulación eléctrica, se aprieta fuertemente el palpador detrás del reborde del esternón.

Lugar que ocupa nuestra terapéutica

En el marco que acabamos de evocar, la estimulación de los puntos resulta realmente útil: calma la tos cuando es necesario sin perturbar la expectoración, puesto que ésta no desempeña en absoluto el papel de «calmante». De ahí el interés de semejante terapéutica reguladora.

Uno, en la cara palmar de la muñeca, en el extremo de su pliegue, en el lado del pulgar; otro, en el ángulo del pulgar y del índice, contra el hueso que conduce al índice.

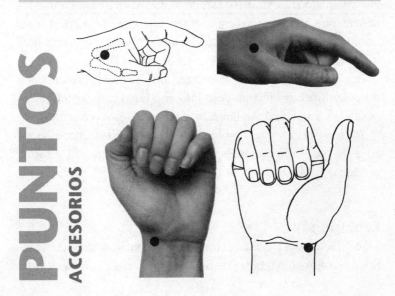

PUNTOS ACCESORIOS

255

Asma

Definición

Se trata de una enfermedad de los bronquios, caracterizada esencialmente por crisis de dificultad respiratoria, marcadas más particularmente en la espiración, es decir, en la expulsión del aire aspirado.

Síntomas

Antes de nada, hay que dar la voz de alarma: cuidado, no toda dificultad respiratoria (disnea, en términos científicos) es asma; la disnea puede provenir de la laringe, del corazón o de otras enfermedades pulmonares. Sólo el médico puede realizar la distinción.

Generalmente, el asma aparece bruscamente por la noche hacia las dos o las tres de la mañana. El enfermo se despierta debido a un ataque de tos incoercible, seguido de una auténtica *sed de aire*; se sienta en la cama, se agarra a los objetos. Su cuello hinchado, sus ojos desorbitados, el silbido de su respiración, su pecho abombado muestran los esfuerzos que realiza para garantizarse la respiración. Al cabo de un tiempo más o menos largo, la crisis se calma, a menudo el enfermo escupe un poco y vuelve a dormirse agotado. Así es la típica crisis de asma.

Pero a menudo el asma es menos puro. El sujeto presenta una dificultad menos violenta pero más continua, con expectoraciones. Es el asma *antiguo*, llamado *asma con disnea continua*.

A veces, el enfermo también empeora; éste literalmente se asfixia, le sube la fiebre; incluso su vida corre peligro. Esta forma se llama: *estado de mal asmático*.

Evolución

La evolución del asma es extraordinariamente caprichosa. Algunos enfermos sólo tienen una o unas pocas crisis en toda su vida.

Otros, en cambio, llegan rápidamente a la disnea continua, e incluso al estado de mal asmático.

Causas

A medida que se estudia el asma, éste parece cada vez más complejo y sus causas parecen cada vez más numerosas.

Además de las causas alérgicas, es decir, debidas a una sensibilidad particular del sujeto a una sustancia ajena (polvo, granos de polen, perfume), hay que reservar un espacio importante a los asmas infecciosos provocados por infecciones bronquíticas, e incluso por causas psicológicas que evolucionan en un terreno particular. Por lo que uno se da cuenta de que la mecánica respiratoria, y en particular de los bronquios, es extraordinariamente complicada. Ésta pone en juego a los llamados *receptores*, es decir, ubicaciones particulares situadas en la mucosa bronquítica, susceptibles de desencadenar reacciones a partir de excitaciones muy diversas.

Tratamiento habitual

La multitud de causas y de mecanismos supone la utilización de un gran número de medicamentos.

PUNTOS ACCESORIOS

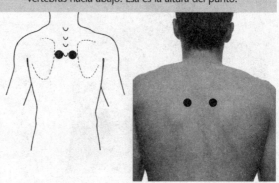

El primero está situado en la espalda, a dos dedos a uno y otro lado de la espina dorsal, en la tercera vértebra dorsal. Se localiza la saliente vertebral debajo de la nuca, luego se cuentan tres vértebras hacia abajo. Ésa es la altura del punto.

Éstos pueden dividirse en algunos grandes grupos:

- la teofilina y sus derivados: estos productos, los más antiguamente utilizados en el asma, están viviendo una nueva juventud desde que se sabe mejor cómo manipularlos;
- la cortisona bajo diversos aspectos;
- los derivados de la adrenalina,
- y, por último, cierto número de sustancias nuevas, demasiado variadas para describirlas aquí.

Modo de empleo

En la crisis de asma, estimular los puntos principales hasta la desaparición de la crisis y aparición de la expectoración. El masaje digital debe ser, en este caso, particularmente enérgico.

Para tratar la enfermedad asmática, estimular dos o tres veces al día durante cinco minutos los diferentes puntos, o utilizar una estimulación continua.

El segundo está en el pecho, entre los dos senos, a la altura de los pezones, en el esternón.

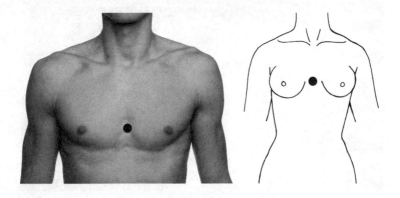

Todas estas sustancias se administran en inyecciones, supositorios, píldoras o en aerosol.

Hay que saber que casi todos estos productos tienen, aparte de sus cualidades, efectos peligrosos y que únicamente el médico puede manipularlos, siempre en la dosis mínima activa. ¡Cuidado aquí más que en otra enfermedad con la automedicación excesiva!

Lugar que ocupa nuestra terapéutica

Ésta puede intervenir de dos maneras:

- utilizándose inmediatamente en la crisis de asma, donde puede aliviar la molestia y disminuir la duración;
- en estimulación reiterada o continua para el tratamiento completo de la enfermedad asmática. Los resultados a menudo son favorables y, en cualquier caso, el método no supone inconveniente alguno.

El primero está situado en la punta de la nuez de Adán; el segundo, en el lado exterior de la pantorrilla, dos dedos por encima de la media distancia rodilla-tobillo. Es particularmente importante en caso de expectoraciones abundantes.

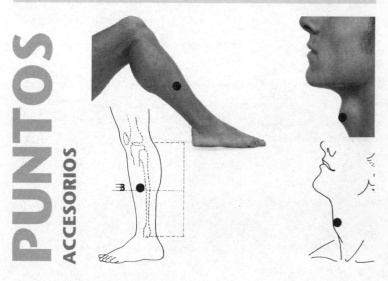

PUNTOS ACCESORIOS

Sistema nervioso

Depresión nerviosa, neurastenia y trastornos psicosomáticos

Definición
Ninguna afección es más difícil de definir o incluso de delimitar. Se trata de todos esos estados en que el individuo ya no se siente él mismo, no se siente bien consigo mismo, como se dice vulgarmente.

Síntomas
El enfermo se desprecia, se juzga inútil, incapaz y realmente lo acaba siendo. Nada en la angustia; el más mínimo acontecimiento le supera. A eso se le añaden un gran número de malestares: sensación de escalofríos, etc. El insomnio casi siempre está presente.

En realidad, la depresión nerviosa, llamada, según las épocas, neurastenia, *spleen*, anemia cerebral o incluso en lenguaje moderno la «depre», se experimenta más de lo que se describe.

Causas
Resulta trivial evocar las problemas de nuestra época, el «metro-trabajo-cama», que despoja la vida de todo interés y se lleva toda

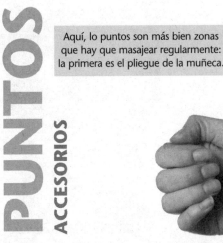

Aquí, lo puntos son más bien zonas que hay que masajear regularmente: la primera es el pliegue de la muñeca.

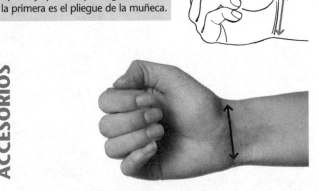

PUNTOS ACCESORIOS

262

la energía. Por eso, esta enfermedad sería el prototipo de enfermedad propiamente secular.

En realidad, parece que los descubrimientos actuales se orientan más bien (incluso para la depresión) hacia un origen orgánico.

A menudo, se trata de una afección hereditaria, aumentada por desórdenes sanguíneos, en particular la tetania o espasmofilia, es decir, la disminución de la tasa de calcio o de magnesio en la sangre. Pero también tendría su origen en esas sustancias nuevas, presentes entre los descubrimientos más importantes de la neurología actual: los mediadores químicos cerebrales, sustancias segregadas por el sistema nervioso.

Modo de empleo

Puesto que se trata de una afección crónica, convendría utilizar los puntos y las zonas varias veces al día, varios minutos cada vez.

Nota: cuando el enfermo es presa de una crisis de angustia aguda, hay un punto que debe estimularse inmediatamente. Está situado en el pecho, en el lado derecho, debajo de la clavícula, una mano por encima del pezón.

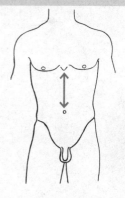

La segunda zona se halla en el vientre, la línea mediana entre el tórax y el ombligo.

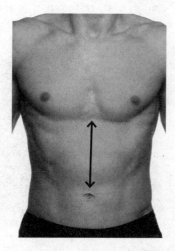

Tratamiento habitual

Con la aparición de los tranquilizantes se creyó durante mucho tiempo que se había solucionado el problema de la depresión. Y, de hecho, con ese tipo de medicamentos por vez primera se ha podido modificar un estado mental.

Pero el éxito superó, por así decirlo, las expectativas. Los tranquilizantes son los medicamentos más utilizados en el mundo, se venden a toneladas. Desgraciadamente, no están desprovistos de inconvenientes, provocando somnolencia y apatía. Además, uno se acostumbra a ellos, aumenta las dosis y eso supone una escalada terapéutica peligrosa.

Lugar que ocupa nuestra terapéutica

Resulta, pues, de gran ayuda tener un medio para ayudar a los deprimidos que no entraña peligro alguno y que resulta eficaz.

Nuestra terapéutica puede asociarse con cualquier otro tratamiento y progresivamente debe ayudar a su supresión total o parcial.

La tercera zona es un punto situado en el cráneo, en lo más alto de éste, en el cruce de la línea mediana y de una línea que pasa por la punta de los dos pabellones de la orejas.

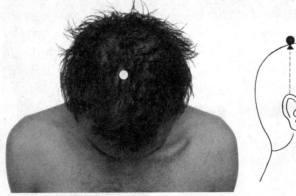
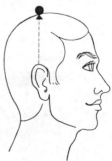

Parálisis facial

Definición
Se trata de una enfermedad de los músculos de la cara por parálisis del nervio que los estimula, el nervio facial. Puesto que a cada
mitad del rostro le corresponde la motricidad de un nervio diferente, la parálisis afecta a la mitad del rostro.

Síntomas
El enfermo tiene un aspecto característico: el rostro, torcido, incli-
nado al lado sano, pues de ese lado los músculos siguen siendo tónicos, válidos. En cambio, en el lado enfermo la cara está flácida,
los pliegues de la piel se desdibujan, el ojo ya no se cierra, los labios
se levantan a cada respiración (se dice que el enfermo «fuma pipa»).

Formas
La parálisis facial se suele presentar con el mismo aspecto, más o
menos marcado, según el caso, afectando a veces sólo a la frente
y a la boca, pero generalmente afecta a todo el rostro.

Causas
Hay que distinguir dos grandes orígenes:

• La parálisis facial llamada *de origen central*, porque su origen
  está en el cerebro. Se ha producido, por ejemplo, una embolia o
  una hemorragia que ha afectado la zona en la que el nervio facial tiene su origen. Pero es poco frecuente que la parálisis se li-
  mite entonces al nervio. Generalmente, también se produce una
  parálisis de la mitad del cuerpo (hemiplejia) y del lado opuesto
  a la mitad de la cara afectada.
• La mayoría de las veces, por suerte, el nervio ha sido dañado en
  su trayecto periférico. Durante mucho tiempo, a estas parálisis se
  las ha llamado «a frigore» porque se creía que se debían al frío.

265

En realidad, la mayoría de las veces se trata del ataque de un virus o de una pequeña hemorragia en el trayecto del nervio.

Evolución

Ésta requiere toda nuestra atención. Se debe intervenir pronto, lo más pronto posible. Pues una parálisis facial que envejece resulta cada vez más difícil de curar.

Tratamiento habitual

Durante mucho tiempo desarmado, el tratamiento cada vez es más activo. Primero, en el terreno médico, donde la cortisona disminuye indiscutiblemente la inflamación del nervio, y por lo tanto acelera su recuperación. También en el terreno quirúrgico, donde una descompresión del nervio puede suponer una recuperación más rápida.

Y, finalmente, no hay que olvidar los movimientos del rostro, la kinesiterapia que puede hacer uno ante el espejo y que va tan bien para los músculos pequeños como para los grandes. Esa kinesiterapia se asocia además admirablemente con nuestra terapéutica.

Los primeros, en el antebrazo, cinco dedos por encima del pliegue de la muñeca, en la zona donde late el pulso. Los segundos, en el reborde trasero del cráneo, a tres dedos de la oreja yendo hacia el centro del cráneo.

PUNTOS PRINCIPAL

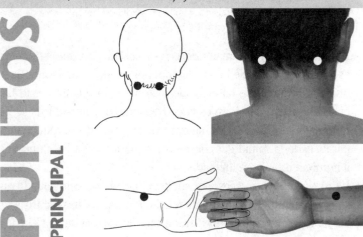

Lugar que ocupa nuestra terapéutica

Se sitúa al mismo nivel que los grandes tratamientos de la parálisis facial. Permite recuperaciones brillantes, rápidas y sin incidentes.

Requiere sesiones reiteradas y generalmente métodos de estimulación enérgicos (acupuntura eléctrica), a los que se asocian sesiones de automasaje personal (cada dos horas, por ejemplo). Pero el esfuerzo vale la pena.

Modo de empleo

Los puntos deben estimularse lo más pronto posible tras el comienzo de la afección. Lo mejor es recurrir a los métodos de estimulación enérgica (acupuntura eléctrica), pero es importantísimo que el enfermo interactúe con el tratamiento, estimulando él mismo los puntos varias veces al día.

Puede asociar al tratamiento una kinesiterapia del rostro, que resultará altamente beneficiosa. Incluso cuando la afección es antigua y ha dejado secuelas, se puede esperar una recuperación interesante y el retorno a un rostro casi normal.

PUNTOS ACCESORIOS

Según la zona afectada, *en la frente*: dos puntos por encima del medio de la ceja; *en la mejilla*: en medio del borde inferior de la órbita; en el mentón: dos dedos hacia fuera del «copete» del mentón.

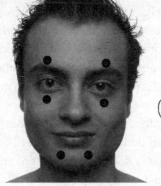
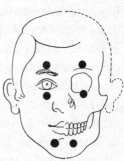

Parálisis

Definición

La parálisis es la privación de la motricidad de una o varias partes
del cuerpo. Esta privación está relacionada con una interrupción del
funcionamiento nervioso motor; puede tener su origen en una afección del sistema nervioso en todo su trayecto, desde el cerebro donde se hallan zonas especializadas (áreas motrices) correspondientes a las diversas partes del cuerpo, hasta el extremo de los filetes
nerviosos. Así vemos la extrema diversidad de las enfermedades
que causan las parálisis y cuya descripción bastaría para llenar varios volúmenes de medicina. Por lo tanto, nos contentaremos con
describir las formas principales, puesto que la aplicación de nuestra terapéutica depende del sector afectado, y no tanto de la causa.

Formas y causas

En la infinita variedad de las afecciones nerviosas, encontramos
no obstante grandes listas que resumen la mayoría de los casos, y
que vamos a describir junto a sus causas.

1) Las *hemiplejias*: es la parálisis de una mitad —derecha o izquierda— del cuerpo. La hemiplejia suele ser consecuencia de un trastorno en una arteria del cerebro: o bien la arteria ha sangrado (hemorragia cerebral) o bien está obstruida (trombosis).

2) Las *paraplejias*: es una parálisis de la mitad inferior del cuerpo,
de los miembros inferiores. La causa es una afección de la médula espinal, a menudo por un accidente. La médula está cortada,
por eso los nervios de las piernas no funcionan. A menudo va asociada a trastornos de la evacuación de la vejiga o del intestino.

3) Las *polineuritis*: la afección está situada todavía más abajo,
afectando sólo al final de la pierna y al pie. El enfermo camina lanzando el pie hacia delante; se dice, por analogía con la
manera de caminar del caballo, que éste «trota». Su causa es

generalmente tóxica y, entre los tóxicos que con más frecuencia la provocan hay que citar, desgraciadamente, el alcohol.

4) Las *afecciones difusas*: afectan a diferentes zonas del cuerpo, una mano y una pierna, por ejemplo. El prototipo de enfermedad que crea estas afecciones es la esclerosis en placas, que destruye el cerebro y la médula mediante placas espaciadas, creando así parálisis difusas e irregulares. La causa exacta de esta enfermedad es desconocida, hoy se culpa de ella a virus *lentos*, que en la infancia se instalarían en los nervios y los destruirían poco a poco.

Evolución

En cualquier caso, la recuperación del sistema nervioso es lenta y difícil, requiriendo una paciencia y un valor obstinados.

Tratamiento habitual

Hay que reconocer que nos hallamos cruelmente desarmados ante las parálisis. La kinesiterapia es el mejor tratamiento, con sesiones reiteradas y un trabajo intenso.

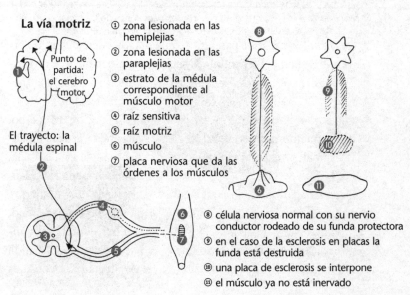

La vía motriz

① zona lesionada en las hemiplejias

② zona lesionada en las paraplejias

③ estrato de la médula correspondiente al músculo motor

④ raíz sensitiva

⑤ raíz motriz

⑥ músculo

⑦ placa nerviosa que da las órdenes a los músculos

Punto de partida: el cerebro motor

El trayecto: la médula espinal

⑧ célula nerviosa normal con su nervio conductor rodeado de su funda protectora

⑨ en el caso de la esclerosis en placas la funda está destruida

⑩ una placa de esclerosis se interpone

⑪ el músculo ya no está inervado

269

Los medicamentos —sobre todo las vitaminas B1, B12, etc.— son probados sistemáticamente sin que se sepa demasiado bien cuál es su actividad real. Una pequeña esperanza acaba de nacer con el descubrimiento de sustancias capaces de hacer crecer el nervio, pero éstas todavía requieren una larga experimentación.

Asimismo, la cirugía implanta audazmente pilas que liberan una estimulación eléctrica en los nervios paralizados (operación de Scout, practicada en Toulouse por el doctor Lazorthes).

Lugar que ocupa nuestra terapéutica

Ésta puede, e incluso diremos que debe, asociarse a todos los tratamientos anteriores, puesto que los ayuda e intensifica. Pero, también aquí, para ser eficaz requiere practicarse regular y asiduamente, con energía y perseverancia.

Todos igual de importantes, se dividen en: *puntos desde el origen y puntos de las lesiones.*

Puntos desde el origen

En las hemiplejias (parálisis de la mitad del cuerpo), estos puntos están situados en el cráneo: el más importante, en la parte más alta de éste, en la unión de la línea mediana y la línea que pasa por los dos pabellones de las orejas; otro, en la nuca, en el reborde trasero del cráneo, en medio de éste.

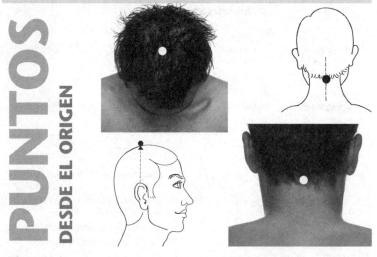

PUNTOS
DESDE EL ORIGEN

En las paraplejias (parálisis de las dos piernas), el punto está situado en la zona lumbar, por encima del hueso sacro, debajo de la última espina vertebral perceptible con el dedo (cuarta vértebra lumbar).

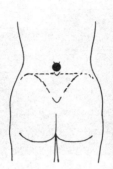
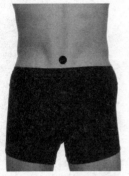

En las polineuritis, el punto está situado en el lado exterior de la pantorrilla, por delante de la cabeza del peroné.

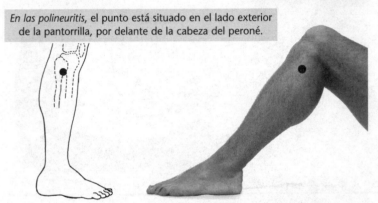

Modo de empleo

Elección de los puntos. Elegir siempre el punto desde el origen, más uno o dos puntos de las lesiones que cambiarán en cada sesión.

Elección de la estimulación. Asociar:

- una estimulación enérgica (ejemplo: en China, las hemiplejias se tratan mediante una sesión de acupuntura eléctrica diaria del punto del cráneo),
- con una estimulación mediante masajes de los puntos dos minutos, de tres a cuatro veces al día.

Resulta esclavizante, pero una clara mejoría recompensará progresivamente al enfermo y a su entorno.

PUNTOS
DE LAS LESIONES

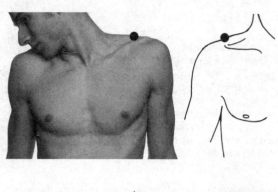

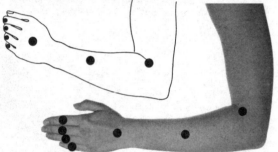

Puntos de las lesiones

Para los hombros, en medio de su pendiente;

Para el brazo, en el extremo exterior del pliegue del codo;

Para el antebrazo, en medio de éste (lado del dorso de la mano), a media distancia entre sus bordes y los pliegues del codo y de la muñeca;

Para la mano, en el dorso de la mano;

Para los dedos, a lo largo de éstos;

Para la cadera, por detrás de la cabeza del fémur;

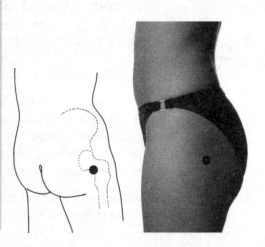

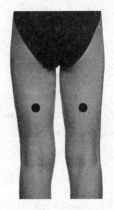
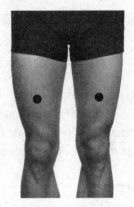
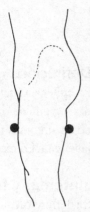

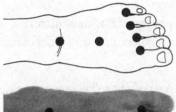
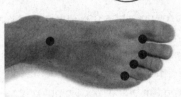

Para el muslo, en medio de las dos caras, delante y detrás;

Para el pie, en medio del pliegue dorsal del pie y del dorso de éste;

Para los dedos del pie, en la base de éstos;

Para la pierna, por delante de la cabeza del peroné.

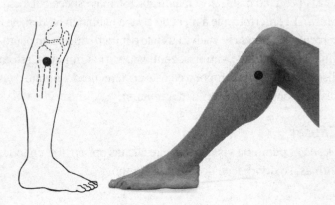

273

Epilepsia

Definición

La epilepsia suele ser una pérdida brusca del conocimiento con caída, seguida de un período de contracciones musculares acompañado de síntomas importantes: pérdidas de orina, de saliva, salida de la lengua. La recuperación del conocimiento es lenta y trabajosa.

Síntomas y formas

La definición dada arriba es la descripción de la *gran crisis de epilepsia*, todavía llamada «gran mal», con sus tres fases sucesivas:

a) tónica, en que el enfermo cae de golpe, rígido como un tabla;
b) clónica, en que éste es agitado por sacudidas musculares;
a) de estupor, en que el enfermo permanece confuso, sin recordar en absoluto lo que ha pasado.

Es la forma más frecuente, pero hay otras dos que pueden o bien existir aisladamente o bien alternar con la primera, a saber:

La *epilepsia Bravais-Jacksoniana* (su nombre proviene de quienes la describieron), en que el enfermo no pierde el conocimiento, pero ve cómo una parte de su cuerpo (un brazo, por ejemplo) se sacude involuntariamente durante un tiempo más o menos largo.

El «pequeño mal», cuya manifestación más espectacular es la *ausencia*. El enfermo, que a menudo estaba hablando, se detiene bruscamente; su mirada se vuelve ausente o mira fijamente un punto imaginario. Al cabo de varios segundos o varios minutos, retoma su discurso, sin tener tampoco en este caso recuerdo alguno de dicha suspensión temporal del conocimiento.

Causas

Desde el punto de vista de las causas, las epilepsias, en todas sus formas, se dividen en dos grandes grupos:

- aquellas cuya causa se puede hallar,
- aquellas cuya causa no se puede hallar, las *epilepsias esenciales*.

Hay que decir sin dilación que la epilepsia es una enfermedad orgánica que nada tiene que ver con un origen psicológico, aunque luego ésta pueda repercutir en la esfera mental. Grandes hombres eran epilépticos (Julio César, por ejemplo).

La epilepsia se debe a una especie de «cortocircuito» del funcionamiento del cerebro. Las causas conocidas son múltiples: traumatismos craneales, infecciones del cerebro más o menos antiguas, malformaciones de los vasos del cerebro y, sobre todo, tumores cerebrales (hay que desconfiar siempre de una epilepsia que aparezca repentinamente en el adulto). Cuando no puede determinarse una causa concreta, se trata de la llamada epilepsia *esencial*, pero, en la actualidad, gracias a los exámenes complementarios como el electroencefalograma y sobre todo el escáner, la segunda variedad disminuye en relación a la primera, lo que supone un gran avance.

Evolución

Cuando se puede encontrar una causa curable, susceptible por ejemplo de permitir una operación quirúrgica, la epilepsia se su-

PUNTOS PRINCIPALES

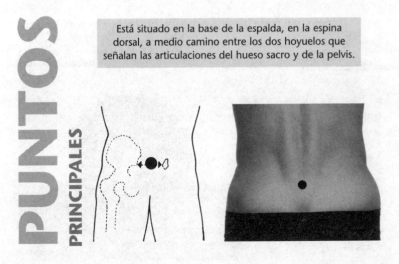

Está situado en la base de la espalda, en la espina dorsal, a medio camino entre los dos hoyuelos que señalan las articulaciones del hueso sacro y de la pelvis.

primirá con la operación. En la epilepsia esencial, la evolución es variable:

a) A veces la epilepsia puede desaparecer por sí misma; es una evolución frecuente, sobre todo en el adulto.
b) La mayoría de las veces, prosigue toda la vida a un ritmo caprichoso e imprevisible, poniendo en peligro por eso mismo la vida del enfermo, puesto que el ataque y la caída pueden producirse repentinamente en cualquier lugar, en una escalera, al volante, etc.
c) En ocasiones, la epilepsia se agrava, los ataques se suceden con más frecuencia creando el *estado de mal epiléptico*, que a menudo evoluciona hacia la muerte.

Tratamiento habitual

Aparte de los casos en que se halla una causa curable, el tratamiento consiste en tomar durante mucho tiempo, e incluso indefinidamente, productos químicos, el más conocidos de los cuales es el Gardenal. Estos medicamentos no tienen sino un papel de protección y ningún efecto curativo.

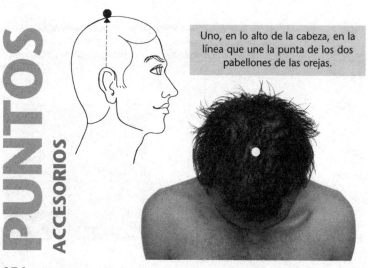

PUNTOS ACCESORIOS

Uno, en lo alto de la cabeza, en la línea que une la punta de los dos pabellones de las orejas.

Modo de empleo

Éste resulta muy difícil de precisar. Ningún método puede detener un ataque, una vez que éste se ha desencadenado. Hay que contentarse con colocar al enfermo en una posición lo más cómoda posible y en ponerle en la boca una toalla o servilleta o una cuchara de madera (¡de las que ya no se encuentran muchas!), para evitar que se muerda la lengua.

En cambio, el masaje, varios minutos mañana y noche, de los puntos concernientes puede, como ya hemos dicho, reducir el consumo de los medicamentos.

Por último, la utilización de la estimulación permanente (eléctrica, por ejemplo) dará, sin duda alguna, una dimensión nueva a nuestra terapéutica.

Lugar que ocupa nuestra terapéutica

Antes de nada diremos que ésta es modesta, puesto que no puede sustituir al tratamiento clásico.

Como mucho, se puede esperar una regularización de la enfermedad y una reducción de la toma de medicamentos.

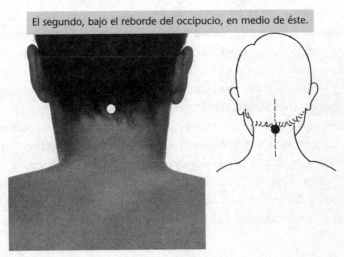

El segundo, bajo el reborde del occipucio, en medio de éste.

Intoxicaciones: drogas, alcohol y tabaco

Definición

Desde hace miles de años, el hombre —menos sensato en esto que los animales— utiliza sustancias susceptibles de modificar su comportamiento, estimulándose o apaciguándose.

China, desde la más lejana Antigüedad, se ha enfrentado particularmente al problema de la droga, sobre todo del opio. Desgraciadamente, esta intoxicación se ha extendido a los países occidentales donde, desde hace ya décadas, no deja de avanzar.

Ésta se ha unido a las demás intoxicaciones «propias» de nuestros países, es decir, al alcohol y al tabaco. El tabaco está un poco menos en boga que antaño, pero ahora golpea a los más jóvenes.

Formas y síntomas

En cuanto a las drogas, hay un gran número y, por lo tanto, una multitud de aspectos diversos. Tenemos la costumbre de dividirlas en drogas blandas y drogas duras, representando a las primeras sobre todo el hachís y la marihuana, y a las segundas los derivados del opio (el famoso LSD está en vías de desaparición). Pero a éstas se añaden una infinidad de productos nuevos que llegan hasta el pegamento diluido, la ingeniosidad de los *drogatas* que va tan deprisa como los descubrimientos de la química moderna.

¿Cómo son las intoxicaciones, sobre todo con drogas duras? Puede haber un accidente agudo, una sobredosis que mata al desdichado toxicómano, a menudo un adolescente, cuyo cadáver se descubre en un sórdido antro. Pueden producirse también las infecciones graves tras las inyecciones realizadas sin asepsia: septicemia, hepatitis, sida. Pero lo que sobre todo piden los padres presas del pánico es saber si su hijo se droga. No existe una respuesta formal para dicha interrogación, pero hay que desconfiar

278

de un comportamiento extraño en el que alternan la agresividad y una actitud «angelical» excesiva.

En cuanto al alcohol, sus manifestaciones son bien conocidas. El alcoholismo agudo se presenta primero con una fase de euforia, de excitación que evoluciona hacia la incoherencia del lenguaje y de los gestos. A continuación, aparece el desmoronamiento, el bebedor vomita y se duerme fulminantemente; el sujeto está borracho perdido e incluso puede perder la vida sin más. Pero, en general, unas horas después, sale de su cogorza con dolores de cabeza, náuseas y una fuerte resaca. Si no se va más allá, y sobre todo si no se recidiva, esta crisis aguda acaba aquí.

Con el alcoholismo crónico ocurre todo lo contrario, la frecuencia no deja de crecer: una mujer que consuma más de un litro de vino al día o un hombre que beba un litro y medio, es ya alcohólico. Y eso sin renunciar a los aperitivos y licores digestivos varios.

Los síntomas principales son digestivos y nerviosos. Los trastornos digestivos empiezan por la llamada *pituita*, caracterizada por ardores de estómago y vómitos ácidos. Lo que acaba en la irreversible cirrosis con un aumento o, por el contrario, una disminución del volumen del hígado y en la ascitis, el «agua en el vientre».

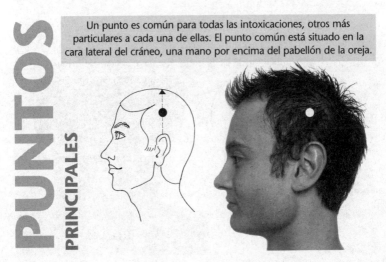

PUNTOS PRINCIPALES

Un punto es común para todas las intoxicaciones, otros más particulares a cada una de ellas. El punto común está situado en la cara lateral del cráneo, una mano por encima del pabellón de la oreja.

279

Los trastornos nerviosos afectan a los miembros inferiores y se traducen por una parálisis parcial de las piernas: la polineuritis. Pero también afectan al cerebro, provocando desórdenes del comportamiento que conducen a la imbecilidad y a la demencia, con todas las tragedias personales, familiares y sociales que eso representa.

Hay que saber que hoy en día existe una prueba biológica que permite evaluar el grado de «inhibición» del sujeto: la dosificación de la Gamma G.T.

¿Y el tabaco? ¡La última pero no la menor de las intoxicaciones!

En realidad, hace poco tiempo que se sabe que su práctica prolongada, considerada como divertida e incluso valorizante, resulta espantosamente nociva. Por supuesto que los cuadros no son tan dramáticos como los del drogadicto o el alcohólico, pero la intoxicación debida al tabaco multiplica las dos plagas del mundo moderno: las enfermedades cardiovasculares y el cáncer.

Causas

¿Por qué uno se droga, bebe o fuma? Parece que hay elementos comunes a estas tres intoxicaciones y otros particulares de cada una.

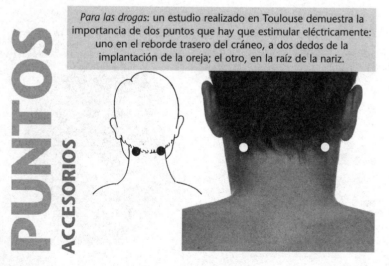

Para las drogas: un estudio realizado en Toulouse demuestra la importancia de dos puntos que hay que estimular eléctricamente: uno en el reborde trasero del cráneo, a dos dedos de la implantación de la oreja; el otro, en la raíz de la nariz.

PUNTOS ACCESORIOS

Modo de empleo

El modo de empleo ideal aún no se ha encontrado. El punto actual de la cuestión es el siguiente: se puede estimular manualmente durante quince minutos mañana y noche o bien estimulación eléctrica de diez minutos mañana y noche.

La droga —por lo menos entre los jóvenes— es algo nuevo en Occidente. Rechazo de la sociedad, deseo de evasión, fenómeno publicitario: parece ser que hay un poco de todo esto.

El alcoholismo es un hecho constante. Nuestra civilización se baña en el alcohol. Pero no todo el que quiere puede volverse un alcohólico. Hay que diferenciar al bebedor excesivo —pero que puede parar cuando quiere— del auténtico alcohólico, quien presenta en el hígado una sustancia que transforma el alcohol en morfina, haciendo de su portador un drogadicto.

En cuanto al tabaquismo, se pueden encontrar dos motivaciones:

- una individual: fumar es mamar del pecho materno, el reflejo de deglución (el primer reflejo del bebé que acaba de nacer), siendo el reflejo de sosiego por excelencia;
- otra social: fumar juntos es participar en un rito en el que el fuego, símbolo ancestral, desempeña un papel esencial.

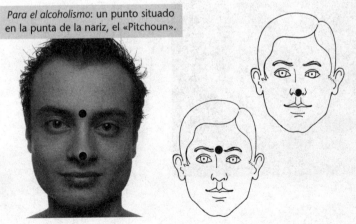

Para el alcoholismo: un punto situado en la punta de la nariz, el «Pitchoun».

Tratamiento habitual

Cualquier desintoxicación requiere un apoyo psicológico importante, sobre todo de grupo: desintoxicación hospitalaria, grupo de antiguos alcohólicos, etc. Pero los medicamentos y métodos nuevos aportan una ayuda importante.

De este modo, para las drogas duras, se utilizan con éxito productos como la Naloxona o ciertos antihipertensores.

En el alcoholismo, se utilizan ciertos productos azufrados como el Antabuse, que bloquea la acción del alcohol en el hígado.

Para el tabaco no se ha encontrado un desintoxicante específico.

Lugar que ocupa nuestra terapéutica

Los chinos, desde la más lejana Antigüedad, se han enfrentado al problema de la droga. Tienen, por lo tanto, esquemas de tratamiento perfectamente determinados.

En cambio, el alcohol y el tabaco son algo nuevo para la acupuntura. Los estudios respecto a ellos no se han terminado, pero nuestra terapéutica ya parece aportar resultados sustanciales.

Para el tabaco: toda una zona que envuelve la raíz de la hélice de la oreja.

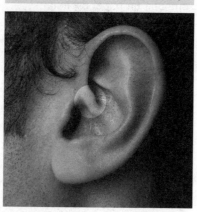
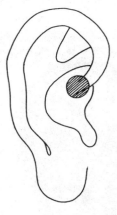

Esquizofrenia, psicosis y enfermedades mentales graves

Definición

Hace años, era habitual dividir el gran volumen de enfermedades mentales en neurosis y psicosis según el siguiente hecho: en las neurosis, fueran cuales fueran los trastornos, el enfermo guardaba contacto con lo real. Por ejemplo, podía sufrir alucinaciones, pero las reconocía como ajenas a él. En las psicosis las vivía como formando parte de él mismo; no establecía la diferencia entre su mundo interior y el mundo exterior. Estaba pues *alienado*, lo que en sentido etimológico quiere decir «ajeno a uno mismo».

Las investigaciones y las terapéuticas modernas han borrado estas diferencias, puesto que se han dado cuenta de que había neurosis con confusión mental y, en el lado opuesto, las psicosis tratadas permitían la identificación con uno mismo y una vida normal.

¿Cómo puede entonces uno orientarse en el gran volumen de enfermedades mentales? Buscando los cuadros que presentan las diversas psicosis y que son bastante diferentes unos de otros.

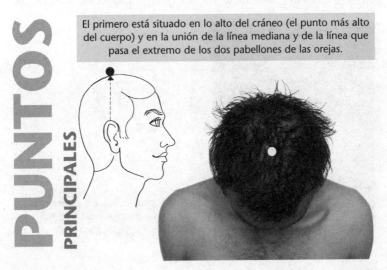

PUNTOS PRINCIPALES

El primero está situado en lo alto del cráneo (el punto más alto del cuerpo) y en la unión de la línea mediana y de la línea que pasa el extremo de los dos pabellones de las orejas.

Síntomas y formas

Se pueden individualizar tres formas:

- La *esquizofrenia* es la enfermedad más grave, en primer lugar porque afecta al joven, entre quince y treinta años; a continuación, porque es frecuente: se considera que el uno por ciento de los jóvenes comprendidos en esta franja de edad la sufren. Y, por último, porque, sin tratamiento, desemboca inexorablemente en la disociación completa de la personalidad, en la auténtica «locura». Los inicios pueden ser súbitos, con la aparición de un delirio y actos anormales; pueden ser progresivos, con rarezas del comportamiento, carcajadas sin motivos, una inmovilidad total o actos agresivos y peligrosos. Con más o menos rapidez, la personalidad se desintegra y, generalmente, el enfermo, inmóvil y mudo, ya no tiene contacto alguno con su entorno. Es el llamado *autismo*.

- La *psicosis maníaco-depresiva* se caracteriza por la alternancia de fases depresivas en que el sujeto, en la cumbre del abatimiento, se acosa, se acusa de todos los errores y de todos los crímenes y corre el riesgo, en cualquier momento, de suicidarse; y de fases maníacas en las que, por el contrario, ríe, se

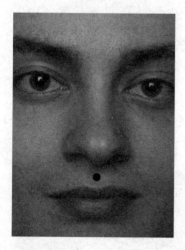

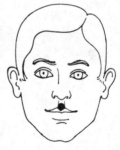

El segundo, en el labio superior, en la unión de los dos tercios superiores y del tercio inferior.

siente eufórico, da la impresión de estar bebido. A menudo, esas fases se alternan en varios meses; a veces, en varios días.

• La *psicosis alucinatoria*: el sujeto se ve impuesto a un delirio exterior. Se cree escuchado, perseguido, amenazado. Se trata de esa gente que se obstina en denunciar ante la justicia o la policía a sus padres o a sus vecinos.

Al lado de estas formas típicas, existe un gran número de casos de enfermedades mentales difíciles de clasificar, pero generalmente se asemejan a estos tres modelos.

Causas

Las ideas sobre las enfermedades mentales han evolucionado, como siempre, según las diversas épocas.

Tras una fase en que todo era orgánico y en la que se buscaban lesiones en zonas precisas del cerebro, se culpó a los trastornos psicológicos puros relacionados con el entorno individual y social. Hoy en día, se vuelve a lo orgánico gracias al descubrimiento de trastornos de funcionamiento de las propias células del cerebro: las neuronas. Como siempre, cada período ha aportado su parte de verdad.

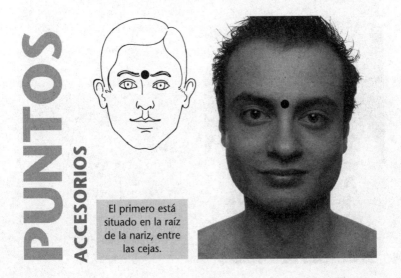

PUNTOS ACCESORIOS

El primero está situado en la raíz de la nariz, entre las cejas.

En ocasiones, muy poco frecuentes, es cierto que algunas lesiones anatómicas del cerebro (tumores, por ejemplo) se traducen en una psicosis. El entorno también desempeña su papel, aunque no sea determinante, pero una familia que aporta tranquilidad representa una mejor garantía de curación para un enfermo mental.

Pero los progresos más importantes han sido aportados por el estudio de la química del cerebro, y sobre todo de esos famosos *mediadores* que transmiten el influjo de una neurona a otra.

Casi se tiene la certeza de que la esquizofrenia va acompañada de un trastorno de la secreción de las endorfinas, esas morfinas naturales analgésicas que segrega el cerebro, en particular mediante la acción de la acupuntura.

No es más que el comienzo de una ardua investigación, pero prometedora.

Tratamiento habitual

El tratamiento de las enfermedades mentales se ha visto trastocado por la aparición de la quimioterapia. Antes de ésta, sólo el electrochoque aportaba algunas mejoras. Sin haber desaparecido totalmen-

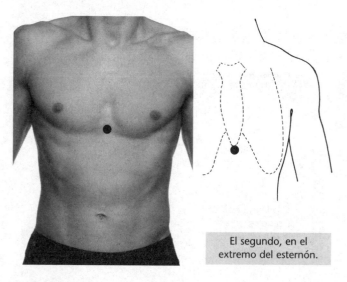

El segundo, en el extremo del esternón.

te, éste cedió su sitio a los productos químicos, esencialmente los neurolépticos y los tranquilizantes. Cabe señalar en la psicosis maníaco-depresiva la acción casi específica de un metal, el litio.

Por supuesto, el enfermo siempre debe estar apoyado por una psicoterapia comprensiva.

Modo de empleo

Antes de nada hay que decir que de ningún modo se debe acometer un tratamiento semejante en casa. Lo citamos aquí para mostrar hasta dónde pueden llegar los resultados del método, utilizado sistemáticamente en China.

He aquí, por ejemplo, cómo son tratados los esquizofrénicos en los centros hospitalarios chinos: se practican a diario sesiones de acupuntura eléctrica en los puntos anteriormente indicados. Se les añaden la gimnasia china y la redacción de poemas (en caracteres chinos, por supuesto) que permiten desbloquear al sujeto y devolverle el contacto con su cuerpo y su mente. Los resultados se comparan con los resultados químicos. ¡Cómo sentimos no contar con semejantes centros en nuestros países!

Lugar que ocupa nuestra terapéutica

Si, a primera vista, hay enfermedades que parecen inaccesibles para nuestra terapéutica, éstas son las enfermedades mentales. Y, sin embargo, en China, hospitales psiquiátricos enteros se dedican al tratamiento de esquizofrénicos mediante la medicina tradicional.

Comas

Definición
Estado caracterizado por la pérdida del conocimiento.

Síntomas y formas
Aunque siempre haya pérdida de conocimiento, ésta puede ser más o menos profunda, desde el coma ligero en que el enfermo emerge de su sopor e incluso responde a algunas preguntas simples cuando se le sacude enérgicamente, hasta el coma profundo en el que no hay el más mínimo reflejo, hasta el punto de poner en riesgo las funciones vitales más esenciales, como la respiración o la deglución.

Causas
Toda la enfermedad grave puede desembocar en un coma, pero hay circunstancias susceptibles de provocar un coma repentino:

* en primer lugar, los traumatismos craneales;
* las meningitis agudas, sobre todo en los niños;

PUNTOS IMPORTANTES

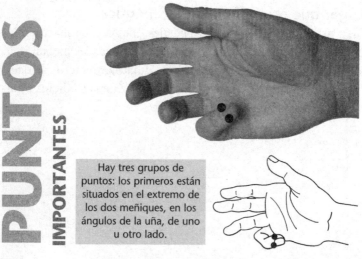

Hay tres grupos de puntos: los primeros están situados en el extremo de los dos meñiques, en los ángulos de la uña, de uno u otro lado.

- los accidentes vasculares, hemorragia cerebral o trombosis, es decir, la obstrucción repentina de una arteria del cerebro por un coágulo sanguíneo,
- y, por último, los comas tóxicos, ya sea por intoxicación externa (un suicidio, por ejemplo) o interna (diabetes, urea, etc.).

Evolución

En cualquier caso, el coma es algo grave y su evolución, a menudo mortal. Por lo tanto, deben ponerse en marcha todos los medios, en primer lugar para sacar al enfermo del mal trance, y a continuación para tratar la causa de la pérdida de conocimiento.

Modo de empleo

Se trata de un asunto urgente, los minutos cuentan.

Por supuesto, hay que evacuar al enfermo hacia el hospital más cercano, lo más rápidamente posible, y, a la espera, en el acto, estimular los puntos mediante todos los medios a nuestro alcance: masaje, descarga eléctrica o pinchazo enérgico con una punta metálica.

Estimulad fuertemente. Se puede tener la suerte de ver al enfermo salir del coma y llegar al hospital en óptimas condiciones.

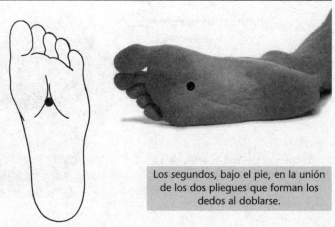

Los segundos, bajo el pie, en la unión de los dos pliegues que forman los dedos al doblarse.

289

Tratamiento habitual

No se trata aquí, por supuesto, de detallar los numerosos tratamientos que hay que poner en práctica según la causa del coma.
Esos tratamientos siempre son extremadamente complejos y exi-
gen una hospitalización para ser aplicados.

Lugar que ocupa nuestra terapéutica

Así pues, el lugar que ésta ocupa sólo es como tratamiento de urgencias, pero por eso mismo reviste una importancia considerable.

A menudo, de hecho, una estimulación enérgica puede sacar a
un enfermo del coma. Una pequeña anécdota lo ilustrará: el origen
del apelativo «muerde-muertos». Cuando subsistía la duda sobre
la muerte de un sujeto causada por el coma, el encargado del en-
tierro le mordía cruelmente el dedo meñique. En el caso en que todavía le quedara un resquicio de vida, el enfermo resucitaba.

Uno de nuestros puntos está precisamente situado a ese nivel.

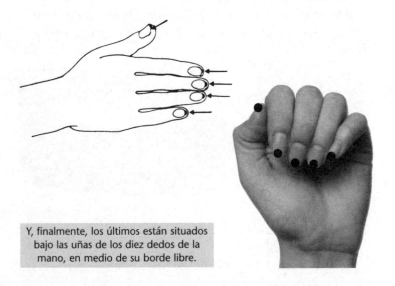

Y, finalmente, los últimos están situados
bajo las uñas de los diez dedos de la
mano, en medio de su borde libre.

Ginecología

Vómitos y náuseas durante el embarazo

Definición

El título define bastante bien el tema de este capítulo. Aunque hay que saber que abarca situaciones muy diferentes.

Formas y síntomas

Las náuseas asociadas a veces a algunos vómitos durante el embarazo, son algo tan frecuente que puede decirse que forman parte de los síntomas iniciales de éste. En ocasiones, incluso una mujer que no sabía que estaba embarazada se entera gracias a ellas.

En general, se trata de un malestar matutino. Al levantarse, la futura mamá tiene el estómago revuelto, mareos, se siente indispuesta. Las cosas se van atenuando durante el día. Y, de todas formas, en la mayoría de los casos, los síntomas desaparecen tras el tercer mes de embarazo.

Pero en ocasiones el malestar empeora:

El primero está situado en medio del vientre, a medio camino del ombligo y del extremo inferior del esternón (apéndice xifoides).

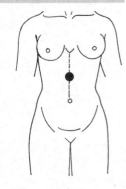

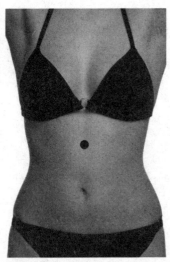

PUNTOS IMPORTANTES

- porque la enferma no para de vomitar durante nueve meses,
- porque esos vómitos, debido a su abundancia y repetición, ponen en peligro su salud e incluso su vida. Son los llamados vómitos graves, incoercibles del embarazo.

Modo de empleo

Para una mujer que presente los síntomas habituales, es aconsejable estimular los puntos cinco o seis minutos, por la mañana antes de levantarse por ejemplo, aunque tenga que empezar de nuevo media hora después si el malestar no ha desaparecido. En las formas graves, las estimulaciones deben repetirse varias veces al día, y puede plantearse la posibilidad de una estimulación continua.

Causas

Antes se pensaba que ese estado lo provocaban causas simples como:

- la molestia mecánica para el tubo digestivo que representa una matriz que *se hincha* a diario y comprime los órganos digestivos,

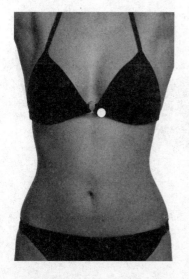
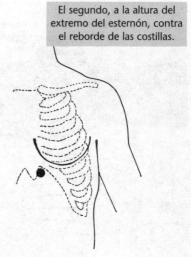

El segundo, a la altura del extremo del esternón, contra el reborde de las costillas.

293

- una irritación de los nervios del vientre causada por ese auténtico «cuerpo extraño» que es el feto,
- una especie de intoxicación causada por las sustancias nuevas fabricadas durante el embarazo.

En realidad, la verdad parece más compleja y tiene mucho que ver con la mente de la enferma que, a la vez, acepta y rechaza a su hijo.

Terapéutica habitual
En la actualidad, existen eficaces medicamentos antivomitivos. Sin embargo, éstos no quitan que en ocasiones, en las formas graves, haya la necesidad de hospitalizar a la enferma para rehidratarla y separarla de un entorno familiar desfavorable.

Lugar que ocupa nuestra terapéutica
En las formas graves, puede ser una ayuda útil en el tratamiento.

Pero es sobre todo en las formas leves, que prácticamente todas las mujeres embarazadas conocen, donde ésta es de gran ayuda al aliviar a la enferma y sobre todo evitar la absorción de productos químicos de los que más vale abstenerse durante todo el embarazo.

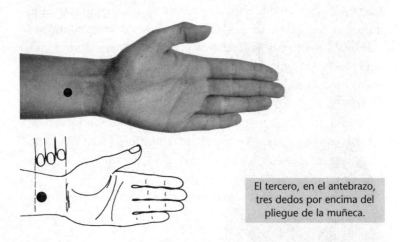

El tercero, en el antebrazo, tres dedos por encima del pliegue de la muñeca.

Enfermedades de los senos

Definición

Glándula de la lactancia, encargada de alimentar al bebé humano, el seno es, por otra parte, el símbolo mismo de la feminidad, el ornato más bello de la mujer —se ha venido a decir— y en nuestras sociedades modernas esta última función está a punto de borrar a la otra, aunque hoy haya una vuelta realmente beneficiosa para el bebé, como para la madre, hacia la lactancia materna.

Se comprende, pues, que todas las motivaciones funcionales, eróticas y estéticas se mezclen en torno a este órgano doble.

Formas y síntomas

No en vano, dos síntomas llaman la atención: el dolor y el flujo.

Pero, la mayoría de veces, lo que ocurre es que la enferma se descubre un bulto palpándose los senos. No es, sin embargo, que padezca el temible cáncer, pues hay una gran mayoría de tumores benignos, únicos o múltiples en el pecho. No obstante, en el momento en que se percibe dicho bulto convendría hacerse examinar, y el médico realizará los exámenes que juzgue necesarios para garantizar el diagnóstico; hoy en día, éstos se multiplican. Radiografías (mamografías), registro de la temperatura de los senos (termografía), etc.

Hay dos aspectos de los cuales hay que desconfiar: la infiltración de la piel de un seno, que toma el aspecto de un cartón, y las costras reiteradas en el pezón. Éstos también requieren un examen médico detenido. Pero, al lado opuesto de todas estas formas graves, los senos pueden doler sin que haya una auténtica enfermedad.

Casi todas las mujeres experimentan una tensión mamaria antes de la menstruación; a veces resulta insoportable y va acompañada de un aumento excesivo de volumen del órgano.

Además, la edad puede ser un enemigo de la belleza de los senos. Se vuelven flácidos, se ajan, caen. Además, sin ser una anciana se pueden tener problemas estéticos. Los senos demasiado pequeños o demasiado grandes son la desesperación de más de una joven.

Causas

El seno participa en el complejo equilibrio ginecológico de la mujer y sufre las consecuencias del ciclo menstrual pues, entre otras, las dos hormonas del ovario, la foliculina y la luteína, actúan sobre el seno, así como una hormona de la hipófisis, la prolactina, que activa la secreción láctea.

Hoy casi se tiene la certeza de que la gran mayoría de las enfermedades graves o benignas de los senos derivan de un trastorno de estas hormonas. También son las responsables de las anomalías de forma y de volumen de los senos.

Terapéutica habitual

Hay que estar siempre alerta con el cáncer, que requiere exploración y tratamientos apropiados (cirugía, cobalto, quimioterapia, etc.).

Las enfermedades benignas, así como ciertas enfermedades cíclicas, se tratan mediante hormonas, armas eficaces pero a veces difíciles de manejar.

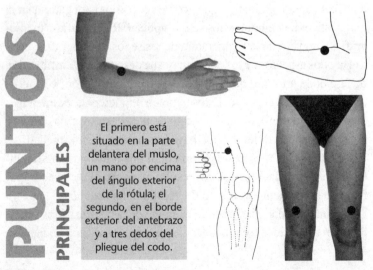

PUNTOS PRINCIPALES

El primero está situado en la parte delantera del muslo, un mano por encima del ángulo exterior de la rótula; el segundo, en el borde exterior del antebrazo y a tres dedos del pliegue del codo.

Modo de empleo

Diferente, según el caso que hay que tratar.

Para los *tumores benignos*, los puntos deben estimularse varias veces al día, de dos a tres minutos cada vez. O utilizar una estimulación continua.

En cambio, cuando se trata de un *trastorno cíclico*, como la hinchazón de los senos antes de la menstruación, basta con estimular los puntos ocho días antes de ésta, pero a razón de diez a quince minutos dos veces al día.

Lugar que ocupa nuestra terapéutica

No se trata, por supuesto, de enfrentarse a enfermedades graves del seno, y al cáncer en particular.

En cambio, una vez establecido el diagnóstico, la patología benigna se alivia mediante la estimulación de los puntos.

Finalmente, son muy eficaces para los dolores cíclicos y las deformaciones de mayor y menor tamaño de las glándulas mamarias. Aquí, como en otros casos, su utilización revela el papel *regulador* del método, que armoniza el funcionamiento de nuestros órganos.

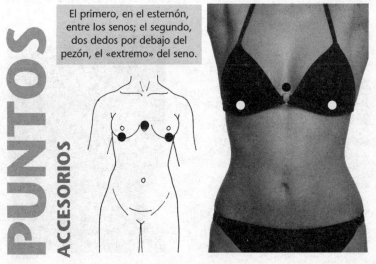

El primero, en el esternón, entre los senos; el segundo, dos dedos por debajo del pezón, el «extremo» del seno.

PUNTOS ACCESORIOS

Pérdidas o leucorrea

Definición

Cualquier flujo no sanguíneo proveniente de las vías genitales femeninas. Su nombre científico es *leucorrea*, lo que en griego quiere decir «flujo blanco».

Formas y síntomas

El color, naturaleza y olor del flujo deben estudiarse con mucho detenimiento. ¿Es sólo blanco, más o menos gelatinoso, amarillento o verdoso, inodoro o fétido? Es importante señalar otros dos puntos:

- ¿En que momento del ciclo se producen las pérdidas? ¿Durante todo el tiempo o en un momento determinado del ciclo?

Modo de empleo

Masajear enérgicamente cinco minutos de dos a tres veces al día, en el momento de la aparición de las pérdidas, y continuar hasta su desaparición.

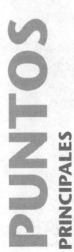

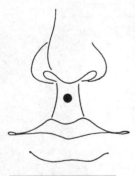

Está situado en el labio superior, bajo el reborde de la nariz.

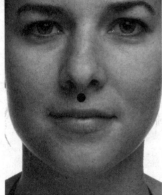

- ¿Qué síntomas las acompañan? El dolor, la fiebre, las contracciones y las comezones pueden orientarnos hacia ciertas causas.

Causas

Algunas leucorreas son normales: tienen lugar en el momento de ciertos episodios de la vida genital, durante la ovulación o inmediatamente antes de la menstruación. En ese caso, las pérdidas generalmente son líquidas o poco abundantes.

Pero en el momento en que éstas aparecen amarillas o verdes, hay infección de microbios o infestación de hongos.

Por último, las pérdidas pueden ser el síntoma de una enfermedad del útero o de los ovarios, motivo por el cual siempre se requiere un examen médico completo.

Terapéutica habitual

Las pérdidas normales deben respetarse. En cambio, las pérdidas purulentas deben tratarse por vía general o la mayoría de las veces por vía local, en forma de óvulos desinfectantes o antibióticos.

Algunos de estos antibióticos están especializados —por así decirlo— en la lucha contra los hongos.

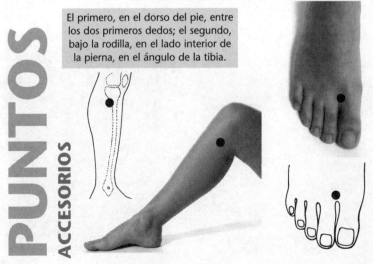

PUNTOS ACCESORIOS

El primero, en el dorso del pie, entre los dos primeros dedos; el segundo, bajo la rodilla, en el lado interior de la pierna, en el ángulo de la tibia.

Lugar que ocupa nuestra terapéutica

La importancia y el número de estos nuevos productos reducen de manera indiscutible las indicaciones de nuestros puntos, cuyo efecto sólo es de apoyo.

Por eso mismo, precisamente, resulta interesante conocerlos.

Amenorrea o ausencia de menstruación

Definición

La amenorrea es, por definición, la ausencia de menstruación en los períodos de la vida femenina en que ésta debería manifestarse:

- la menstruación nunca ha tenido lugar: amenorrea llamada primaria;
- o bien ésta ha desaparecido tras un período normal: amenorrea secundaria.

Síntomas

El síntoma más evidente es la ausencia de las menstruaciones. Pero puede haber síntomas asociados que hay que señalar con muchísima atención, puesto que éstos pueden orientar en el diagnóstico. Por ejemplo, dolores de vientre, síntomas digestivos (náuseas, vómitos) o síntomas circulatorios (rojez, sofocos, etc.).

① en la base del cerebro, la glándula hipófisis envía sus mensajes a los ovarios quienes, por su parte, envían sus hormonas al útero

② ovario

③ pabellones de la trompa preparados para «coger» el óvulo puesto por el ovario

④ trompa

⑤ útero

⑥ vagina

Causas

Algunas causas de amenorrea son naturales: el embarazo es el mejor ejemplo, siempre hay que pensar en ello en primer lugar.

En las edades extremas de la vida genital de la mujer (la pubertad y la menopausia), puede producirse la interrupción de la menstruación. Se supone que, en nuestros países, la pubertad tiene lugar normalmente entre los doce y los dieciséis años, y la menopausia, entre los cuarenta y cinco y los cincuenta y cinco años. Pero puede haber pubertades tardías y menopausias precoces, que no por eso dejan de ser normales.

Cuando la ausencia de menstruación es realmente anormal, ésta puede producirse a diferentes niveles del aparato genital. Para comprenderlo adecuadamente hay que tener en cuenta el esquema anterior. Tal y como se ve, en la menstruación intervienen tres órganos principales: en primer lugar, el útero o matriz, de donde proviene la sangre, y que, por así decir, es el órgano «base». A continuación, los ovarios, glándulas del vientre que ponen el óvulo una vez al mes, pero que, además, a través de las dos sustancias que vierten en la sangre, hacen que la matriz fabrique el «nido» o, en caso de fecundación, el huevo humano que se alojará allí. Si no hay fecundación, el «nido» ya no tiene razón de ser y se elimina con la sangre al cabo de un mes para dejar paso a un nuevo ciclo.

Pero eso no es todo. En el cráneo, en la base del cerebro, existe una tercera glándula, la hipófisis, encargada de controlar el funcionamiento de los ovarios. Si a eso se le añade que la hipófisis está abierta a un gran número de influencias, nerviosas en particular, se comprende que esa arquitectura extraordinariamente complicada pueda estar sujeta a incidentes o a accidentes.

En el útero, puede haber una mala anatomía del órgano, o una falta de receptividad en las hormonas del ovario.

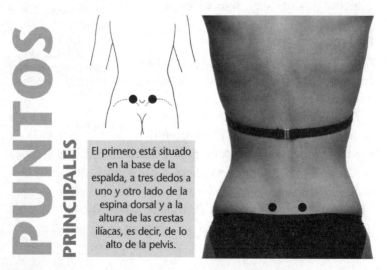

PUNTOS PRINCIPALES

El primero está situado en la base de la espalda, a tres dedos a uno y otro lado de la espina dorsal y a la altura de las crestas ilíacas, es decir, de lo alto de la pelvis.

En los ovarios puede haber quistes de diferentes estructuras o malas ovulaciones. En la hipófasis, tumores o trastornos de funcionamiento, relacionados en particular con las influencias cerebrales. Todos sabemos que una emoción puede interrumpir la menstruación... o hacer sangrar.

Cualquier amenorrea requiere, pues, un examen profundo, pero por suerte, la mayoría de las veces se trata más bien de trastornos funcionales que de trastornos orgánicos; si se nos permite la comparación, más bien de «errores» que de «averías».

Modo de empleo

Puesto que se trata de restablecer el flujo, la estimulación debe ser intensa y prolongada, o si no repetida frecuentemente hasta la obtención del resultado. Esto permitirá poner en marcha exámenes que permitirán determinar la causa o las causas del trastorno y ponerle remedio.

Si el desorden es puramente funcional, la repetición de la estimulación de los puntos mañana y noche, durante algunos minutos, puede restablecer los ciclos regulares.

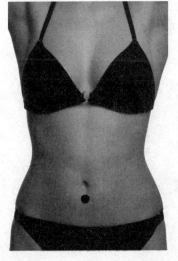

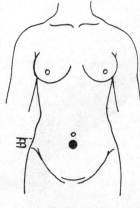

El segundo, en medio del vientre, un dedo debajo del ombligo.

Tratamiento habitual

Un cierto número de quistes, tumores y malformaciones son competencia del cirujano. Pero en la mayoría de los casos, se intentan regularizar las cosas mediante productos que segregan las propias glándulas: las hormonas. Siempre resulta una terapéutica difícil, puesto que los desórdenes a menudo son múltiples: en ocasiones, los efectos de las hormonas son peligrosos, pues en una dosis excesiva, éstas bloquean la secreción de la hormona natural, lo que es contrario al efecto buscado.

Lugar que ocupa nuestra terapéutica

Muy desigual según el caso, ésta merece probarse sistemáticamente, puesto que no entraña peligro alguno y, por su acción global, puede regular varios trastornos asociados y armonizar el mecanismo de la menstruación a diferentes niveles.

El tercero, en el lado interior de la pierna, una mano por encima del tobillo, en el borde trasero de la tibia, en una pequeña cavidad.

Trastornos de la menstruación, dolor, dismenorrea e irregularidad de la menstruación

Definición

Agrupamos aquí un cierto número de desórdenes que pueden aparecer durante la menstruación:

- o bien que ésta sea exageradamente dolorosa: *dismenorrea* en términos científicos;
- o bien que los ciclos —el intervalo que separa una menstruación de la otra y que normalmente en la especie humana es de veintiocho días— se acorten o alarguen, con regularidad o no.

Agrupamos así porque los puntos usados son los mismos.

Puntos comunes a todos los trastornos de la menstruación: el primero, en el vientre, a medio camino entre el ombligo y el pubis; el segundo (pág. siguiente), en el lado interior de la pantorrilla, una mano por encima del tobillo, en el borde trasero de la tibia, en una pequeña cavidad.

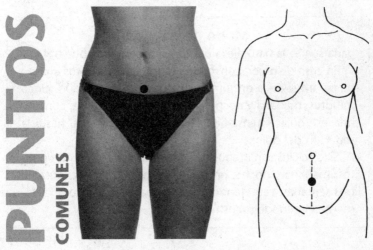

PUNTOS COMUNES

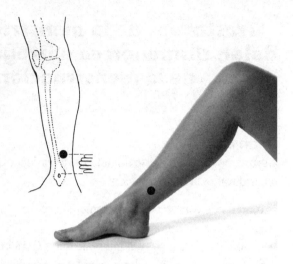

Síntomas

Aparte de las perturbaciones de la propia menstruación, hay que señalar con atención los malestares que se les añaden: hinchazón y dolor de los senos, aumento de peso, dolor de cabeza y trastornos intestinales. Estos elementos nos permitirán hallar la causa exacta.

También es importante el aspecto de la sangre menstrual: su color más o menos roja o la presencia de coágulos, de membranas, etc.

Modo de empleo

Varía según la naturaleza del trastorno que hay que tratar.

En caso de dolor, convendría estimular los puntos una semana antes de la presunta fecha de la menstruación, cinco minutos, mañana y noche; y si el dolor se presenta, convendría estimular intensamente unos veinte minutos, hasta la sedación del dolor.

Si los ciclos son irregulares, convendría estimular los puntos, mañana y noche, un cuarto de hora cada vez, durante tres semanas, respetando una semana de intervalo, exactamente el período menstrual.

PUNTOS
PARTICULARES

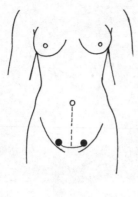

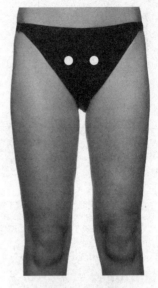

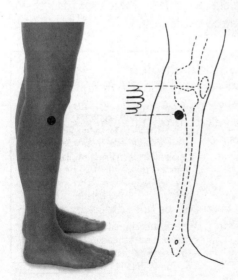

Puntos específicos para cada trastorno que hay que añadir a los anteriores:

Para el dolor: un punto situado en el borde superior del pubis, en un pequeño hueso situado a dos dedos de la línea mediana; otro, una mano por debajo del pliegue de la rodilla, en el lado exterior de la pierna.

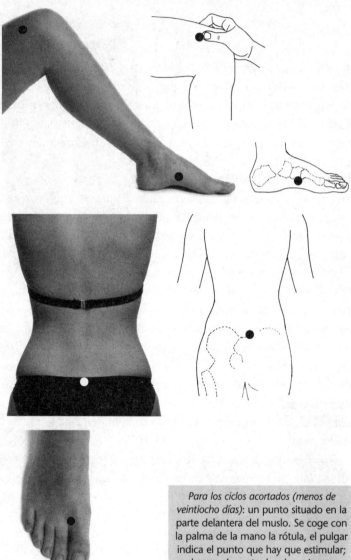

Para los ciclos acortados (menos de veintiocho días): un punto situado en la parte delantera del muslo. Se coge con la palma de la mano la rótula, el pulgar indica el punto que hay que estimular; el segundo, entre los dos primeros dedos del pie.

Para los ciclos alargados: un punto situado en el borde interior del pie, en el hueso, a media longitud de este borde; otro, en la parte baja de la espalda, en el borde superior del hueso sacro.

Causas

Los trastornos menstruales pueden tener su origen en todos los niveles de la «arquitectura sexual» y rogamos al lector que acuda a las páginas anteriores para encontrar los detalles así como el esquema explicativo, puesto que, en su mayoría, las enfermedades que provocan las irregularidades de la menstruación son las mismas que las que causan su interrupción completa.

Tratamiento habitual

Si dejamos a un lado las causas orgánicas (quistes, tumores, etc.), los trastornos de la menstruación generalmente se tratan a base de hormonas. Resulta siempre una terapéutica difícil, puesto que las hormonas son armas de doble filo: por un lado son curativas, pero por otro lado se corre el riesgo de crear otros problemas, en el caso de que pongan en reposo a las glándulas que normalmente las segregan. De hecho, es una constante de la fisiología que las glándulas que segregan las hormonas vean frenada su fabricación cuando se introduce la hormona en el organismo.

Lugar que ocupa nuestra terapéutica

Ésta, al contrario que el tratamiento hormonal, tiene un papel de armonización al regular el ciclo; no hace ni demasiado ni demasiado poco.

Creemos que debe probarse siempre, pero cuando, por supuesto, la ginecología haya descartado una causa orgánica.

Las hemorragias de la mujer (hemorragias uterinas)

Definición

Cualquier flujo sanguíneo anormal proveniente de las vías genitales femeninas. Pero, diréis, el flujo de sangre es normal en la mujer, puesto que se trata de la menstruación. Sin embargo, hay que precisar que el flujo puede ser anormal por tres razones:

- porque se da en el momento de la menstruación, pero en cantidades o en duración excesivas. Se denominan *menorragias*;
- porque se da fuera del período menstrual: son las *metrorragias*;
- o porque se da antes o después de las edades en que la mujer tiene la menstruación, en la niña o en la mujer mayor.

Formas y síntomas

Por supuesto, la hemorragia misma debe ser estudiada con gran detenimiento. En primer lugar, su abundancia, que puede poner en peligro la vida de la enferma. También su carácter: ¿se trata de sangre roja, de sangre negra? ¿Hay coágulos, fragmentos, membranas? ¿El

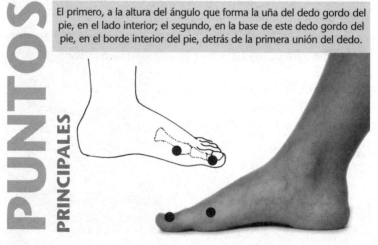

El primero, a la altura del ángulo que forma la uña del dedo gordo del pie, en el lado interior; el segundo, en la base de este dedo gordo del pie, en el borde interior del pie, detrás de la primera unión del dedo.

PUNTOS PRINCIPALES

olor es normal o fétido? ¿Acaso la sangre aparece a veces mezclada con pus? Asimismo hay que buscar los síntomas asociados: la hemorragia puede acompañarse de dolor, de mareos, de vómitos, etc. Todo ello es importante para buscar la causa.

Causas

Generalmente, éstas son diferentes para las menorragias y las metrorragias. Las primeras más bien se deben a trastornos funcionales o a un tumor totalmente benigno: el fibroma.

Modo de empleo

En las hemorragias uterinas, son aconsejables los modos de estimulación más intensos. Puede ser un masaje prolongado de diferentes puntos, uno tras otro, presionando fuertemente, o bien un masaje con un instrumento caliente (como una cuchara) teniendo cuidado sin embargo de no quemar la piel. En este caso, el acupuntor utiliza con más frecuencia la estimulación eléctrica. Para evitar que vuelvan a producirse las hemorragias, deben practicarse estimulaciones de quince a veinte minutos, de dos a tres veces al día.

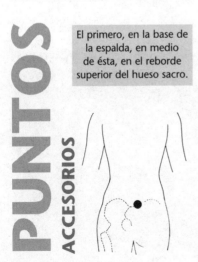

El primero, en la base de la espalda, en medio de ésta, en el reborde superior del hueso sacro.

PUNTOS ACCESORIOS

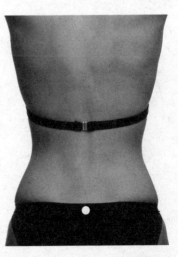

311

Asimismo, las segundas se pueden deber a un trastorno funcional pero siempre hay que desconfiar, en esos casos, de algo más grave, en particular de tumores del cuello o del propio cuerpo de la matriz que a menudo son malignos. Y, por último, también pueden ser responsables de las hemorragias enfermedades generales (infecciones o enfermedades de la sangre).

Tratamiento habitual

El tratamiento esencial depende, por supuesto, de la causa y no lo contemplaremos aquí.

En cambio, detener la hemorragia representa una auténtica urgencia. Con este fin se utilizan los medicamentos hemostáticos (es decir, que ayudan a la coagulación de la sangre), asociados o no a hormonas que hacen contraer las fibras de la propia matriz.

Lugar que ocupa nuestra terapéutica

Ésta tiene efectos desiguales. Actúa en las hemorragias en las que no hay lesiones orgánicas, así como en las que se deben a fibromas. Su inocuidad y su rapidez de aplicación hacen que merezca ser probada en primer lugar, aisladamente o asociada a cualquier otra terapéutica.

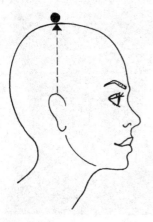

El segundo, en lo alto de la cabeza, en el medio, en la línea que une las dos orejas.

Descenso de la matriz o prolapso uterino

Definición

Todos los casos en que el órgano genital femenino principal, la matriz o el útero, está por debajo de su posición normal en la pelvis.

Formas

Éstas dependen de dos factores:

- la importancia del «descenso» del órgano,
- la repercusión en los órganos vecinos.

En un principio, el útero bascula hacia atrás y, a continuación, empieza a descender. En este descenso, el útero se puede situar esquemáticamente en tres niveles:

– o bien llenar parcialmente la vagina,
– o bien llenarla totalmente: el cuello se ve aparecer en el orificio de la vulva,
– o bien, y esto hoy en día es excepcional, el órgano puede estar completamente salido y colgar entre las piernas.
– Y, por último, en el descenso, la matriz puede arrastrar a los órganos vecinos, principalmente a la vejiga, cuyo funcionamiento se ve, por eso mismo, afectado.

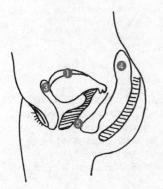 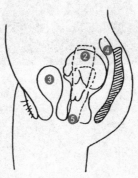

Dos posiciones del descenso del útero
① útero en posición normal
② útero en retroversión
③ vejiga
④ recto
⑤ vagina

313

Síntomas

El descenso de un órgano tan importante conlleva una incomodidad evidente, algo así como una pesadez, una quemazón, la sensación de una bola pesada entre las piernas. Por otra parte, la tracción de la vejiga hacia delante y la compresión del intestino hacia atrás crean trastornos urinarios y trastornos de emisión de las heces.

Evolución

El descenso —si no se hace nada al respecto— va a agravarse con los años. Por lo tanto, convendría intervenir lo más pronto posible para evitar una evolución desfavorable.

Modo de empleo

Puesto que se trata de una afección crónica, convendría estimular diez minutos mañana y noche estos puntos asociando dicha estimulación a la gimnasia del perineo, tal y como hemos apuntado anteriormente. Algunas palabras sobre esta gimnasia: consiste simplemente en apretar y relajar las nalgas sucesivamente una docena de veces seguidas.

PUNTOS PRINCIPALES

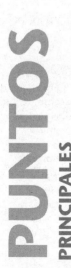
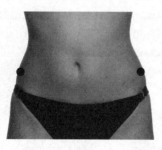
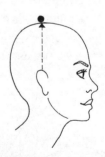
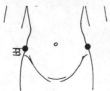

El primero está situado en lo alto del cráneo, en la línea media, en la unión de una línea que une las puntas de las dos orejas; el segundo, dos dedos por encima de la cresta ilíaca, el punto más alto de la pelvis.

Causas

El descenso del órgano se debe principalmente a accidentes producidos durante los embarazos. Se trata de los partos numerosos y reiterados y aquellos que se desarrollan con problemas, con desgarros en la salida, motivo principal de esta enfermedad.

Tratamiento habitual

Cuando el descenso del órgano está bastante avanzado, tan sólo se ofrece la solución de la cirugía, ya sea para fijar la pelvis, ya sea, si la edad lo permite, para extirpar la matriz completamente. En cambio, al principio, es posible intervenir y realizar un tratamiento conservador. Aunque la conservación del órgano en su sitio mediante arandelas de caucho (pesario) ya casi no se realiza, en cambio la gimnasia del perineo a menudo mejora la situación.

Lugar que ocupa nuestra terapéutica

Es en el caso de descenso moderado que ésta puede desempeñar su papel, asociada por ejemplo a la kinesiterapia perineal. En cambio, si el descenso está avanzado, no queda más remedio que la cirugía.

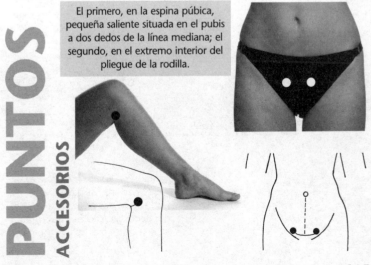

PUNTOS ACCESORIOS

El primero, en la espina púbica, pequeña saliente situada en el pubis a dos dedos de la línea mediana; el segundo, en el extremo interior del pliegue de la rodilla.

315

Varios

Picaduras y mordeduras de animales venenosos

Cuando se acerca el verano, este peligro se vuelve más amenazador. Evocar las agresiones que nos pueden ocasionar los animales significa pasar revista a todo lo que vuela, repta, nada y que muy desafortunadamente se cruza en nuestro camino. Naturalmente, los daños que pueden causar en nuestro organismo son infinitamente variables, yendo de la simple molestia al extremo de poner en peligro nuestra vida.

Dichas consecuencias dependen de tres factores:

- En primer lugar, por supuesto, de la naturaleza y de la cantidad de veneno inoculado. ¡No hay nada común entre la simple irritación de una picadura de mosquito y el volumen tóxico vertido en nuestro cuerpo por las glándulas de veneno de una víbora!
- Pero, también, de nuestro estado de receptividad; si no gozamos de buena salud, si estamos cansados y, sobre todo, ya estamos sensibilizados por picaduras anteriores, una inoculación, incluso moderada, puede desencadenar una tragedia fulminante.

Es lo que ocurre con las picaduras de abeja y de avispa. En unos, provocarán únicamente una sensación de escozor dolorosa, pero sin embargo soportable. En otros, provocarán un choque inmediato, con pérdida de conocimiento, trastornos cardíacos y, en los casos más graves, serán mortales.

Y, por último, el lugar afectado también es muy importante. Incluso en una persona no sensibilizada, la picadura en la garganta por una avispa que desafortunadamente ha sido tragada desencadena una hinchazón enorme de las mucosas que obstruye las vías respiratorias.

Veamos cuáles son los principales animales venenosos que hay que temer. En nuestros países, sobre todo son las serpientes, las víboras en primer lugar. Inmediatamente después de la mordedura, se ven en la piel con total claridad los dos puntos de inoculación del veneno causados por los dos colmillos del animal.

Entre los insectos, hay que temer sobre todo, ya lo hemos visto, a las avispas, abejas, abejorros, causa en Europa de decenas de muertes. Los tábanos y los mosquitos simplemente provocan irritaciones (dejando aparte el temible paludismo, que inoculan estos últimos en los países tropicales). En cuanto a las pulgas, los chinches y sobre todo los piojos, éstos hace algunos años que desagradablemente han vuelto a aparecer. Hay que añadir algunas arañas (nada que ver con la temible migala de los trópicos) y los odiosos ácaros.

Entre los animales marinos, no hay muchos más aparte del peje araña (araña de mar) que sean peligrosos. Agazapado en la arena, éste clava su aguijón en el pie del bañista provocando un dolor intenso y una hinchazón importante, pero generalmente bastante breve. Finalmente, hacia el mes de septiembre, las medusas provocan en la piel una erupción con quemazón e irritación. El tratamiento varía mucho —como es de suponer— según la naturaleza y la gravedad del veneno.

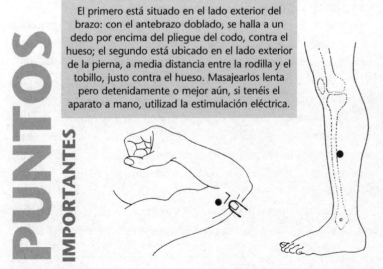

PUNTOS IMPORTANTES

El primero está situado en el lado exterior del brazo: con el antebrazo doblado, se halla a un dedo por encima del pliegue del codo, contra el hueso; el segundo está ubicado en el lado exterior de la pierna, a media distancia entre la rodilla y el tobillo, justo contra el hueso. Masajearlos lenta pero detenidamente o mejor aún, si tenéis el aparato a mano, utilizad la estimulación eléctrica.

En general, las cremas y lociones calmantes bastan para las picaduras de mosquitos, mientras que las picaduras de serpiente hay que tratarlas, tanto en el mismo lugar del accidente como en el hospital, mediante potentes medicamentos: adrenalina, cortisona, etc. (En cambio, las vacunas antiveneno casi se han abandonado completamente.)

Por último, la desensibilización a los venenos de avispa y de abeja se utiliza antes del verano en los sujetos sensibles. Con este fin, el tratamiento homeopático está particularmente recomendado.

Pero, sea cual sea la gravedad del veneno, deben evitarse o efectuarse cierto número de actos. Inmediatamente después de la picadura o de la mordedura: en primer lugar, no apretar ni presionar con la esperanza de hacer salir el veneno, seguramente lo haríamos entrar todavía mucho más. A continuación, acercar lo máximo posible a la mordedura una fuente de calor. De hecho, el calor destruye los venenos. En la Antigüedad, se aplicaban hierros candentes sobre las mordeduras de serpiente, pero un simple cigarrillo encendido desnaturaliza hasta tres cuartas partes el veneno inoculado. Y, por último, estimular dos puntos de acupuntura que los chinos conocen perfectamente (la mortalidad por picadura de serpiente es muy alta en ese país).

Cansancio

¿Acaso hay un síntoma más extendido que el cansancio? Estoy cansado, estoy agotado, estoy reventado, molido, etc. Son las expresiones que más se oyen entre nuestros contemporáneos. ¿Acaso significa eso que realizan esfuerzos físicos excepcionales? Precisamente no, incluso más bien sería todo lo contrario.

Y es que, en realidad, existen dos clases de cansancio: el auténtico, el del deportista por ejemplo al término de una competición, y el otro, el del ciudadano que permanece todo el día en el despacho, atosigado por las visitas y las llamadas telefónicas. Este último es el más extendido, el llamado *cansancio nervioso*, pero en ambos casos el ser humano experimenta las mismas sensaciones.

Para diferenciarlo, también se le llama *astenia*, asimismo se asemeja mucho a esa enfermedad tan mal conocida que tiene el nombre de *espasmofilia* y que puede desembocar en una crisis de tetania.

Pero en cualquier caso, los dos puntos adjuntos resultan particularmente eficaces, sea cual sea el origen del cansancio: físico, nervioso, del crecimiento o, por el contrario, del envejecimiento.

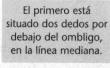

El primero está situado dos dedos por debajo del ombligo, en la línea mediana.

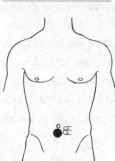

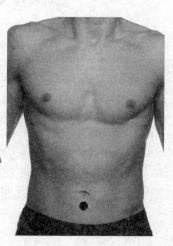

PUNTOS IMPORTANTES

321

PUNTOS IMPORTANTES

El segundo se encuentra en la cara exterior de la pierna. Lo encontramos de la siguiente manera: en el sentido de la altura, está tres dedos debajo de la punta de la rótula. En el sentido transversal, a dos dedos de la cresta de la tibia, detrás de ésta. De todas formas, si este punto os parece difícil de encontrar, no os preocupéis, actúa a través del masaje de la carne que se halla en este lugar. Masajead lentamente estos puntos de dos a tres minutos, uno tras otro. Al cabo de dicho tiempo, ya os encontraréis mejor. Repetid de nuevo de dos a tres veces al día para ahuyentar esa desagradable sensación de agotamiento.

Dolor en general

En páginas anteriores hemos detallado detenidamente los puntos que hay que utilizar para los dolores de una u otra parte del cuerpo.

Pero convendría añadir aquí que cualquier punto doloroso, aunque no se trate de un punto de acupuntura clásico, necesita ser estimulado. De hecho, para los chinos, el dolor constituye un trastorno de la energía vital y debe ser regularizado.

Convendría, pues, asociarlo a los puntos clásicos descritos en este libro y masajearlo, ya sea con la mano o bien con un aparato eléctrico.

Insomnio

El sueño es como una maquinaria muy complicada y delicada cuyos misterios apenas empiezan a descifrar los investigadores.

Lo que ya se sabe es que hay dos clases de sueño que se suceden y que alternan durante la noche: el llamado *sueño lento*, que sobre todo es el reposo del cuerpo; y el llamado *sueño paradoxal*, más original, en el que uno se mueve y sobre todo sueña.

¡Ah! ¿Acaso los sueños no traducen nuestras necesidades, nuestras aspiraciones, nuestras deseos profundos? Más aún, ¿acaso no son el medio para integrar en nuestro ser las adquisiciones del día, desempeñando por lo tanto un importante papel en nuestro equilibro mental?

Además hay dos tipos de insomnio que pueden alternar: el insomnio del principio de la noche, que pertenece al primer tipo; y el insomnio del amanecer, relacionado sobre todo con el estrés, la angustia y la depresión.

Sea como sea, los mismos puntos actúan sobre las dos variedades.

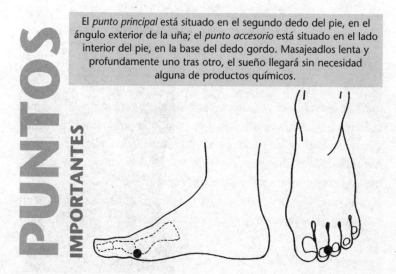

El *punto principal* está situado en el segundo dedo del pie, en el ángulo exterior de la uña; el *punto accesorio* está situado en el lado interior del pie, en la base del dedo gordo. Masajeadlos lenta y profundamente uno tras otro, el sueño llegará sin necesidad alguna de productos químicos.

PUNTOS
IMPORTANTES

Pánico escénico

Cuántas carreras de oradores, de cantantes, de estudiantes se han venido abajo por ese mal que hace sentir un nudo en la garganta, que reseca la boca, que hace flojear las piernas.

Por eso resulta valioso tener un punto cómodamente accesible y… discreto que lo haga desaparecer o, por lo menos, lo atenúe. Asimismo, es válido para calmar las fuertes emociones o las conmociones morales.

Este punto está literalmente bajo la mano. Se encuentra en el pecho, en el lado derecho, cuatro dedos por debajo de la clavícula, en la misma línea del pezón.

Un punto único situado en el lado derecho del pecho, cuatro dedos por debajo de la clavícula. Masajeadlo detenida y… discretamente, como si os rascarais, por ejemplo, y la calma volverá.

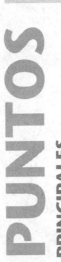
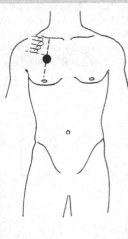
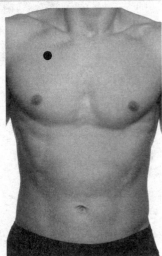

PUNTOS PRINCIPALES

Conclusión

A lo largo de las páginas anteriores, hemos descrito las aplicaciones de la estimulación de los puntos chinos en un gran número de enfermedades. Hay que saber que esta lista no es limitativa.

En otras muchas, el método, aislado o asociado con terapéuticas diferentes, también obtiene excelentes resultados. Y lo hace gracias a los medios más simples: masaje digital o estimulación eléctrica, tal y como se describen en esta obra.

Un poco de atención basta para la localización de los puntos. Por otra parte, frecuentemente y cada vez en más lugares se llevan a cabo seminarios para explicar con más precisión el método a los que así lo desean.

¡Que éste alivie los malestares sin peligro alguno es el mayor deseo del autor!

Índice alfabético

Índice

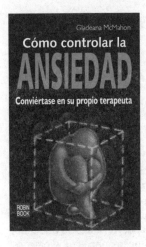

Cómo controlar la ansiedad
Gladeana McMahon

Una valiosa guía que no sólo le ayudará a enfrentarse a las crisis de ansiedad, sino que le deparará un sinfín de consejos con los que disfrutar de una vida más agradable.

Cómo controlar la ansiedad le proporciona todo cuanto usted necesita para superar sus crisis de angustia y afrontar la vida con una seguridad y un optimismo mayores. A lo largo de sus páginas, Gladeana McMahon, una de las terapeutas más prestigiosas del Reino Unido, desgrana todo cuanto hay que saber acerca de los trastornos relacionados con la ansiedad y el estrés, y le propone una terapia sencilla y eficaz con la que recobrar la calma, la seguridad y la autoestima perdidas.

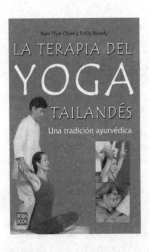

La terapia del yoga tailandés
Kam Thye Chow y Emily Moody

Un libro ilustrado sobre una de las terapias naturales más eficaces que se conocen.

La terapia del yoga tailandés es un manual único, ya que reúne todos los conceptos clave del yoga y la ayurveda para determinar la tipología y la condición de cada persona. Con un estilo claro y conciso, de fácil comprensión, los autores detallan los fundamentos de esta milenaria práctica médica, así como las terapias más comunes.

Déjese guiar por los numerosos modelos de ejercicios y prepárese un programa de trabajo para relajarse, eliminar toxinas, recuperar el tono muscular, mejorar la salud y, por qué no, aumentar su sentido del humor.

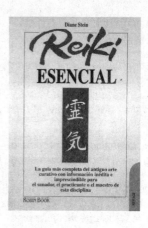

REIKI ESENCIAL
Diane Stein

La guía más completa del antiguo arte curativo, para el uso de sanadores occidentales.

El Reiki es un sistema de curación a través de la imposición de manos que, a pesar de su reciente popularidad, ha permanecido en secreto porque las escuelas tradicionales de Reiki consideran que los símbolos no deben divulgarse por su carácter sagrado. A diferencia de otros libros que abordan el tema, esta guía pretende hacer asequible las técnicas del Reiki a todo aquel que desee acercarse a su estudio, ofreciendo los pasos necesarios para conocer los tres grados de sanación y las pautas que debe asimilar un buen maestro para conseguir perfeccionarse durante el aprendizaje.

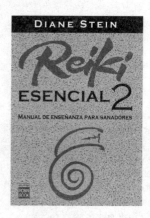

REIKI ESENCIAL 2
Diane Stein

La autora más reconocida mundialmente en la enseñanza del Reiki nos da las claves para comprender cómo se transmite esta energía universal.

Con este segundo volumen que complementa al primero, esta reconocida especialista se ha propuesto clarificar las cuestiones más prácticas para todo aquel que quiera convertirse en un profesional de esta disciplina.

Reiki esencial 2. Manual de enseñanza para sanadores proporciona al alumno las herramientas necesarias no sólo para iniciar la práctica de esta disciplina, sino también para establecerse en la misma y aumentar su eficacia.